皮肤病临床案例丛书

主　编　Rob A. Norman

心身性皮肤病临床案例

Clinical Cases in Psychocutaneous Disease

原　著　Tien V. Nguyen　　Jillian W. Wong

　　　　John Koo

主　审　连　石

主　译　张海萍

人民卫生出版社

Translation from the **English** edition:

Clinical Cases in Psychocutaneous Disease, by Tien V. Nguyen, Jillian W. Wong, John Koo

Copyright © Springer-Verlag London 2014

Springer-Verlag London is a part of Springer Science+Business Media.

All Rights Reserved.

图书在版编目（CIP）数据

心身性皮肤病临床案例 /（美）田·V. 阮（Tien V. Nguyen）原著；张海萍主译 . —北京：人民卫生出版社，2018

ISBN 978–7–117–26855–4

I. ①心… II. ①田…②张… III. ①神经性皮肤病 –病案 IV. ①R758.3

中国版本图书馆 CIP 数据核字（2018）第 116873 号

人卫智网	www.ipmph.com	医学教育、学术、考试、健康，购书智慧智能综合服务平台
人卫官网	www.pmph.com	人卫官方资讯发布平台

心身性皮肤病临床案例

主　　译：张海萍

出版发行：人民卫生出版社（中继线 010-59780011）

地　　址：北京市朝阳区潘家园南里 19 号

邮　　编：100021

E - mail：pmph @ pmph.com

购书热线：010-59787592　010-59787584　010-65264830

印　　刷：北京虎彩文化传播有限公司

经　　销：新华书店

开　　本：850×1168　1/32　印张：4

字　　数：96 千字

版　　次：2018 年 6 月第 1 版　2019 年 3 月第 1 版第 2 次印刷

标准书号：ISBN 978-7-117-26855-4

定　　价：39.00 元

打击盗版举报电话：010-59787491　E-mail：WQ @ pmph.com

（凡属印装质量问题请与本社市场营销中心联系退换）

译者名单（按姓氏笔画排序）

王杰颖　首都医科大学宣武医院

王海红　首都医科大学宣武医院

朱晓宇　北京丰台医院

任荣鑫　北京医院

刘晨阳　首都医科大学宣武医院

孙瑞凤　首都医科大学附属北京天坛医院

李　曼　首都医科大学宣武医院

张艺丹　首都医科大学宣武医院

张宇婷　首都医科大学宣武医院

张海萍　首都医科大学宣武医院

周田田　首都医科大学附属北京潞河医院

赵思雨　首都医科大学宣武医院

祝行行　唐山市工人医院

高秋琳　天津市人民医院皮肤科

常　晓　首都医科大学宣武医院

蒋文静　中国中医科学院广安门医院

韩秀峰　北京市顺义区妇幼保健院

序一

有幸细读张海萍博士等翻译的《心身性皮肤病临床案例》一书。此书由 Tien V. Nguyen、Jillian W.Wong 和 John Koo 三位美国医学博士撰写。早在 1991 年美国加州参加国际会议时,本人结识了 John Koo 教授。1992 年在 MAMI 大学高访研修期,又聆听了 John Koo 教授在 MAMI 大学医学院讲学。1997 年在意大利米兰,2001 年在以色列死海的两次"国际银屑病"会议上又与 John Koo 教授见面。每次见面我们都谈论银屑病的心理治疗。John Koo 教授很重视心理治疗,对我们研制的"小型生物反馈仪"很感兴趣。如今又读到了他们的这本著作,很有同感,欣然接受为张海萍博士等翻译的这本书写些感慨,作为序言。

《心身性皮肤病临床案例》一书充分表达了作者们对皮肤病患者心情的深刻理解,特别是对于一些久治不愈,经常反复的慢性皮肤病患者,医生不仅要有皮肤科知识,还要有其他学科的基本知识,更要有医学哲学观念和高超的医患沟通艺术,才能够避免误诊,建立良好的医患关系和取得理想的治疗效果。

此书中有较大篇幅描述了 7 例"寄生虫妄想症"患者的临床表现,以老年女性为多。她们总是坚持身体上有"虫子"叮咬,并带着一些她们自认为的"虫子标本",实际是一些皮屑和皮肤排泄的污秽物。医生在接待这样的患者时一定要认真、耐心地听取患者的叙述,要同情患者的痛苦,并帮助患者回忆患病前的一些不良生活事件;最后医生要有坚定的信心,采用安全的调理自主神经的药物帮助患者祛除"虫子"。本人曾经诊疗过3例"寄生虫妄想症",均为50多岁的女性患者,经过多次的耐心认真地谈心,给患者治愈的信心和力量,采取内服复合维生素B和西替利嗪等安全药物,加上外用百部、公英、苦参、白鲜皮等中草药,煮水,冷湿敷10分钟,既有消炎止痒作用,特别强调告知患者这些中药有"杀虫"作用;此外还要帮助患者精神放松,必要时可以配合"生物反馈"放松训练,提示患者放松后,"虫子"自然跑走了。3例患者均获得较满意的疗效。

本书用大量的篇幅撰写了常见的"心身性皮肤病",如银屑病、特应性皮炎、钱币状湿疹、痤疮、酒糟鼻、汗疱疹、荨麻疹、神经性皮炎、瘙痒症等。John Koo教授等在书中强调现代社会中各种精神压力可以诱发和加重心身性皮肤病,皮肤科医生一定要有心理学知识和哲学思想。本人近30余年来悉心研究银屑病的心理特征,确证了银屑病是整体失调的局部表现,是典型的心身性皮肤病,实施"健康医学模式"获得很好效果。对于其他心身性皮肤病也应与患者共同分析诱发和加重因素,强调放松心情、合理饮食、保障睡眠、适当运动等综合性调治的重要性。

本人认为此书将可促进我国皮肤科界广大医生更加重视皮肤科的心理治疗,更有效地避免医患纠纷,建立和谐的医患关系,提高疗效。

杨雪琴

2018年1月

序二

　　心身性皮肤病学是一个正在迅速发展的重要学科。这是一个整合了精神病学、心理学、神经病学和皮肤病学的交叉学科,旨在理解大脑、神经系统和皮肤之间的相互作用,提高心身性皮肤病的治疗效果。尽管这是 20 世纪末才建立起来的一门年轻的学科,但是关于神经系统和皮肤疾病之间关系的历史记录可以追溯到数千年前的文献中。近年来神经 - 免疫 - 内分泌学的基础研究成果支撑了心身性皮肤病学的快速发展,目前已在国外形成系统的理论体系和临床解决方案,成为皮肤病学中的新兴分支。

　　在我国,由于对精神疾病患者仍然存在某些误解和歧视,很多患者对自身的精神状况缺乏客观地觉察,他们更愿意到皮肤科寻求医生的帮助。研究显示,近三分之一的皮肤科门诊患者具有隐匿的精神异常,包括强迫、妄想、焦虑和抑郁等。精神疾病既是其后出现的皮肤疾病的原因,也是很多皮肤病的后果。因此,皮肤科医生如果重视大脑、神经系统和皮肤之间的相互关系,能够掌握相关的精神病理学知识,将会有助于正确识别病因,并能够在恰当的时机给予患者正确的治疗。但遗憾的是,心身性皮肤病学在我国皮肤病学科中受重视的程度尚需提高。

　　张海萍博士于 2015 年在德国明斯特大学进行神经 - 免疫 - 内分泌学的研究,在该领域的基础和临床方面有了较深的积累。此次她翻译的《心身性皮肤病临床案例》,里面一个个鲜活的案例也将给临床医生一些有益的启示,并将有助于推动我国心身性皮肤学的发展,故欣然为之序。

贾竑晓

2018 年 2 月

译者前言

心身性皮肤病学是一个正在迅速发展的学科,它整合了精神病学、神经病学、心理学和皮肤病学,旨在进一步明确大脑、神经系统和皮肤之间的相互作用。

尽管这是20世纪末才建立起来的一门年轻的科学,但是,早在数千年前的《黄帝内经·灵枢篇》就提出:"夫百病之所始生者,必起于燥湿寒暑风雨,阴阳喜怒,饮食起居"。希波克拉底也曾说过:"知道患者是个什么样的人比知道这个人患的是什么病更重要"。空军总医院的杨雪琴教授在20世纪90年代,率先在国内开始提出心身性皮肤病的概念,并针对银屑病这个典型的心身性皮肤病进行了大量的临床和基础研究。但是,相较于国外日趋成熟的理论体系,国内在心身性皮肤病的诊治和研究方面还处在初级阶段。

本书原著由这个领域的知名专家编著,分别按照心身性皮肤病门诊中最常碰到的几个典型场景进行讲述,同时,根据常见的心身性皮肤病的种类进行相关诊疗方法的介绍,实用性极强。译者相信,通过对典型的心身性皮肤病案例的学习,可以提高我国皮肤科医生恰当接诊心身疾病患者并进行正确处置的能力,而且必将进一步推动国内心身性皮肤病领域的临床实践。

本书适合皮肤科医生、精神科医生及心理从业人员查阅,不仅有助于读者了解皮肤病患者的心理特点和相关皮肤病的特征,还可以帮助医学院校学生、住院医师学习如何更好地处理日趋复杂的医患关系。

　　由衷地感谢所有参与本书翻译、校对的同仁。他们的认真、努力让本书得以顺利出版,特别感谢宣武医院皮肤科的所有同事,感谢你们热心、细致地审阅和在翻译过程中给予的建议。

　　由于译者水平有限,有些专业名词尚缺乏规范、统一的中文术语,某些内容翻译仍存在不尽如人意之处,真诚地希望各位专家、学者提出宝贵的意见。

张海萍

2018 年 2 月

原著前言

困惑

与人交流和沟通的能力是继续教育认证委员会的核心要求。一直有种声音认为，应该在现有的医学教育体系上进一步加强对病患关爱的教育和培训。研究已经证实，皮肤科从业人员有效地与人沟通的能力可以极大地提高患者的满意度，影响患者治疗的依从性及其治疗效果，而且可以降低医疗人员出现医疗过失时的患者投诉率。与采集病史、体格检查等基本临床技能不同，对沟通与交流能力的讲授和评价更有难度。因此，即使一位非常有临床经验、又对医学教学特别有热情的老师，在指导学生如何与患者更加有效地交流这一方面，也会不尽完美。

在皮肤科，两种常见的情况会影响医生与患者之间充分、有效地交流与沟通：第一，患者数量越来越多，而咨询时间有限。有些患者反馈，根本没来得及和医生说出自己的问题，就被挤出来了。第二，现代社会中对于皮肤年轻化、无瑕化地过分渲染，给皮肤病患者造成一种错觉，他们会产生不切实际的想法，认为经过治疗，他们的皮肤病可以被彻底根除。以上的状况对于医生沟通能力的要求越来越高，尤其当你面对的是一位"问题患者"（如那些手拿清单的患者、期望值过高的患者及有额外要求的患者等）。

"以患者为中心",是解决医患沟通问题的原则

除了在本科、研究生阶段接受的基本训练,与各种各样的复杂患者建立良好医患关系所必需的沟通的能力,可以在医疗实践过程中不断地积累与提升。我们推荐读者们可以通过多种途径,比如医疗健康沟通咨询专家的讲座和各种相关出版物等,继续学习这方面的新知识、新观点。也可以多向那些精通、擅长与患者沟通的心理医生、精神科医生以及医学人类学同行们学习。

本书共分七个部分,分别展示了一些复杂的、难以沟通的患者在皮肤科就诊时的典型场景,包括长清单患者、慢性病患者、不信任及不合作的患者等。同时,根据就诊时可能遇到的不同的主题进行分组,包括如何安排咨询日程、如何调整患者的期望值、道歉的艺术及如何建立信任,帮助医生们明确自己需要改进的方面。作者们希望通过本书,能够使读者在以下方面有所收获:深入体会皮肤科门诊中的那些"问题患者"在心理学、社会学方面的细微差异;帮助读者提高与沟通有关问题的实际操作能力。本书采用的是虚拟病例,我们希望病例要点部分能提供给读者一些启示和实用的信息。因为这些技巧不仅源于作者的经验,更有很多来自于我们尊敬的同行们的宝贵建议。

需要指出的是,在关于如何与"问题患者"相处的哲学中,"以患者为中心"一直是我们最核心的理念。我们希望医生们在工作中能注意去聆听、去思考导致这些患者出现问题(包括显而易见、或者不易觉察、甚至深藏不露的问题)的所有的可能的因素。作者相信,通过这种简单的方法以及现实生活中人与人之间的沟通,你一定可以积累更多的经验。反思"问题患者"引发出的我们的情感反应,其实可以帮助我们每个人更好地认识自己。如何学习才能更好地

给患者提供建议？医生所说的比如"我希望我做得比现在更好""我希望你的这些状况从未发生"，我们真的知道这些诚恳地表达出的感情对患者内心状态的影响么？我们知道说出这一句最简单的"我很抱歉"的最佳时机么？

　　担纲写下本书的第一部分，也是我和所有人共同学习的机会，非常期待你的意见和评论，通过邮件可以联系本书主编，letien62nguyen@gmail.com。感谢你们！

Albuquerque, NM, USA	Tien V. Nguyen, MD
Sacramento, CA, USA	Jillian W. Wong, MD
San Francisco, CA, USA	John Koo, MD

（张宇婷　译）

《皮肤病临床案例》丛书前言

很荣幸能成为 Springer《皮肤病临床案例》丛书的主编。临床案例分析是一个非常好的学习与交流形式，尤其是在当今快速发展的时代。

该系列丛书将包含老年性皮肤病、炎症性皮肤病、性传播疾病、综合皮肤病、特应性皮炎、皮肤外科、创伤护理、皮肤恶性和良性肿瘤、大疱性皮肤病、毛发及甲病，以及其他重要的主题。每本书中的指导性案例，无论是对于初学者，还是对经验丰富的皮肤科医生，都能提供极大的帮助。同时，该书也能够为内科医生、家庭医生和急诊科医生提供指导。

我深信对于那些认真学习、分析这些临床案例的读者，该系列丛书中的每一本都有极高的指导意义。由衷地希望每一位医生都能够充分汲取书中的专业知识，使患者受益。

我与 Grant Weston 和 Springer 的员工共事多年，他们出版的每本书籍都是精品，在全世界范围内拥有大量的读者。感谢 Grant 和 Springer 所有员工的辛勤劳动与付出！

本系列的每本书都是如此的精彩纷呈，深深感谢所有作者们分享的精彩见解、你们为此付出的时间和精力。再次感谢所有优秀的作者和编辑们为医学所作出的杰出贡献，让我们医学艺术的前途更加光明，让每一位患者获得更多的关怀。

Rob A. Norman 博士

（王海红　译）

目录

缩略语

BDD	Body dysmorphic disorder 躯体变形障碍	
DoP	Delusion of parasitosis 寄生虫妄想症	
DSM-IV	Diagnostic and Statistical Manual of Mental Disorders-IV 《精神障碍诊断和统计手册》(第4版)	
FDA	Food and Drug Administration 食品药品管理局	
MDE	Major depressive episode 重性抑郁发作	
MHP	Monosymptomatic hypochondriacal psychosis 单一性症状性疑病性精神障碍	
OCD	Obsessive-compulsive disorder 强迫症	
PTSD	Post-traumatic stress disorder 创伤后应激障碍	
SDI	Spectrum of delusional ideation 妄想观念谱系	
SSRI	Selective serotonin reuptake inhibitor 选择性5-羟色胺再摄取抑制剂	
TCA	Tricyclic anti-depressant 三环类抗抑郁药	

第一篇
皮肤科患者的心理学问题

第1章

长清单患者

医生: Hawthorne 先生,你好,今天感觉怎么样?

患者: 医生好,今天感觉还行。我打算咨询你一些问题,怕忘了,就把所有问题都列了出来,以免有所遗漏。我们从头开始,你看可以吗?

医生: 非常好,谢谢你想得这么仔细。我看到一共有15条问题都标了星号,你是打算全都咨询吗?

患者: 是的,预约你实在是太不容易了,我要把这些担心的问题都弄明白,不想留到下次就诊。

病例反思

临床医师或药师为了在有限的时间内更高效地解答患者的疑问,经常要求患者把需要问的问题列成清单。但这位 Hawthorne 先生的问题实在是太多了,会让接诊医生在见到清单时开始担心:在一次有限的咨询时间里,能否有条不紊地全部给出解释。反过来看,像 Hawthorne 先生这样的"长清单"患者,一般都过度关注自己的健康。就诊前的精心准备和这张长清单并非要操控这次与医生的谈话,或是提出什么无理要求,而是不想浪费与医生见面的宝贵时间。与此同时,还有其他的原因,比如医疗保险报销的要求,或者患者自己的工作非常忙碌，就诊时间很紧张，都可能导致患者带着长清单就诊这种现象的发生。所以，对于医生来讲，在接诊患者时，耐心地听完患者的陈述，找到患者列清单的动机是非常重要的。

病例要点

当医生听完叙述，本书作者建议可以这样开始与患者的对话："Hawthorne 先生，谢谢你花时间做的这张详细的清单，你这么做是正确的，把问题列成清单会比较有条理"。尽管你很担心清单的长度，用这样的话来肯定患者的努力，他一定会很高兴。同时也是医生赢得患者好感以及信任的好时机。接下来，医生可以与患者一起回顾这张清单，同时提醒自己：这位患者以为医生有足够的时间，可以在这一次的接诊中解决他所有的问题。

医生要相信患者列长清单的初衷是好的，只是患者没有意识到，医生还需要详细地问诊，有时还需要配合辅助检查，才能全面系统地了解患者的情况。很多对诊疗有意义的临床症状和体征，仅仅依靠罗列清单的方式并不能准确地呈现给医生。那怎样才能使患者接受医生的建议来缩短清单呢？医生可以诚恳地向患者提出："Hawthorne 先生，我很愿意花时间认真地解释你清单上的每个问题，但你可能没意识到，我很难在你预约的时间段里全部回答完。那么你看，我们能否着重聊聊其中最需要解决的 3 个问题呢？"

最理想的结果是：患者被医生说服了，同意把清单缩短。如果是这样，你真的很幸运，但本书作者对于这类"长清单"患者的反应不抱乐观态度。"Hawthorne 先生们"通常不同意医生的建议，拒绝缩短清单。此时，医生可以对患者说："如果今天我回答了你所有的问题，那最重要的问题就可能无法解释得非常透彻。另外，回答清单上的全部问题对你来说信息量也太大了,你或许只能一知半解,非常抱歉"。

有时,患者并不接受医生的解释,即便信息量太大,而且并不能完全消化医生所说的内容,但仍然坚持让医生回答清单上的每个问题。有些医生会找其他的借口:"很抱歉,我今天不能迁就你所有的需要,你看到还有其他的患者在候诊。如果我把所有的门诊时间都用来回答你的问题,那么我为其他患者看病的时间就非常少了"。医生希望以此引起患者的内疚而止步。

作者不认为这种借口可以奏效,对患者说"我没有足够的时间来回答你所有的问题",相当于在心理上划出了与患者的界限。除非医生拥有非常丰富的沟通经验,这种做法只会适得其反,甚至可能激怒患者。面对坚持按照长清单上咨询问题的患者,医生需要权衡利弊。如果严格按照预约时间,缩短患者的清单,很可能会让患者感到不满,以至于牺牲一个长期的患者资源。有时,医生为了不失去患者,只好无奈地默许患者的要求,回答长清单上的每个问题。

合理的而且容易被接受的方法是让患者感受到医生的同情和理解。医生可以直视患者,用温暖的语气向患者表明:"我理解你每次为了预约就诊都要等待很长的时间,我非常愿意为你安排复诊,在今后的咨询中逐步解决你的皮肤问题。我会在下次的咨询中着重为你解决这次我们来不及讨论的问题。你可以在这里得到答案"。这样说可以缓和患者强硬的态度,让患者更容易接受缩短清单的建议。但是,医生最好言出必行,如果在以后几次的接诊中没有兑现承诺的话,会更加引发患者的不满情绪。

医生在能力所及的条件下,可以建议患者预约当天稍晚或者第二天的电话咨询,将清单上不那么紧要的问题放到电话中询问。以作者多年的临床经验,大多数患者会拒绝电话咨询的提议,但是他们会认为至少医生为他们提供了另一种选择,是具有责任心和同情心的好医生,患者的内心也会因此感觉非常舒适。这样做可以减少患者的抵触心理,使他们更容易接受缩短清单的提议。医生在就诊结束前,最好和患者一起再检查一下清单,并标记出尚未解释的问题。Hawthorne 先生通过医生的言行,会更加相信医生能够为他提供真诚且高品质的医疗服务。

(常晓　译,张海萍　校)

第2章

把你当成全科医生的患者

Bronte,女,35岁,既往体健,因全身突发银屑病斑块后首次找你咨询。除皮疹之外,患者同时主诉间断的关节痛、胸闷等典型的银屑病前驱症状。本次就诊前,她已经在一所知名医院进行了皮肤科、风湿免疫科以及心脏科的相关检查,除了已知的明确的银屑病诊断外,心脏科和风湿科的检查结果均未见异常。但是,Bronte女士非常着急,认为医生没有完全发现自己潜在的疾病,她特别害怕心脏出现大问题。现在的她,充满焦虑、抑郁,满怀期待地找到你,希望你能在治疗银屑病的同时,帮她诊断关节和心脏的疾病。换言之,她希望你成为她的全科医生。

病例反思

作为皮肤科医生,我们经常需要诊治一些和系统性疾病相关的皮肤问题,也有一些患者会要求医生帮他们解决和皮肤病没有关系的其他系统性疾病。医生们也希望自己有足够全面的知识,不管患者的疾病是否与皮肤病相关,都可以为其解决。但事实上,作为专科医生的我们在其他专业上并没有经过足够的训练,在为患者诊疗的过程中,如果

7

遇到其他专科的问题,我们也经常会向相关的专科同行们请教。大多数患者都明白,并且理解医生在跨专业知识上的局限性,但很遗憾,并不是所有的患者都知道这一点。

病例要点

Bronte 女士混淆了专科医生与全科医生的工作,医生在面对这样的患者时,有责任告知他们,皮肤科的医生没有权力诊治与皮肤病不相关的问题。"谢谢你和我分享你的焦虑,我理解你希望在这里解决所有的不适,也非常愿意帮助你。但你的一些问题超过了我的专业范围,我不能给你一个绝对准确的解释。为了你早日康复,我建议你的全科医生也参与我们的诊疗,如果你的情况涉及其他专科问题,他会向你推荐受过相关专业训练的风湿科、心脏科或是骨科医生"。专科医生有必要向这类患者强调全科医生的重要性,并可以这样宽慰他们:"我保证会和你的全科医生紧密合作,助你早日康复,我们是一个团队"。

作者观察到,对未知疾病的恐惧,是患者希望专科医生成为全科医生的关键动机。如果你询问 Bronte 女士为何希望你来解决她的关节和心脏问题,她可能会回答:"我有一个好朋友得了非常严重的皮肤病,你治好了她,所以我非常信任你。我现在害怕心脏出问题,是因为上个月我另外一个女朋友因突发心脏病去世了,去世的前一天她还有说有笑、很健康的样子,而第二天她就⋯⋯所以我怕朋友的不幸也发生在自己身上"。

关于 Bronte 女士过分担心她的心脏方面的问题,我们应该站在她的角度理解她、安慰她,因为她的朋友刚刚去世,情绪、压力是导致她过分担忧的原因。医生应该体贴地询问她是否需要咨询心理医生,来度过这段情绪低落的时期。帮助她排解自责和伤心,为 Bronte 女士的情绪找到合适的宣泄出口,从而减轻对自身健康的过度关注,尤其降低对尚未确诊是否与皮肤病相关的系统性疾病的关注。

作者发现,医生有时需要向患者说"不"。以 Bronte 女士的情况为例,不管患者出于何种目的,想让皮肤科医生成为她的全科医生,医生都可以拒绝她的要求。作为皮肤科医生的我们,应尽可能地同情患者,但是,作者不建议医生为了满足患者的要求,而超越自己的专业知识范围对患者进行诊治。在面对患者,尤其是那些令医生不悦、要求苛刻的患者时,医生应该界定好自己的责任和职业界限。总而言之,在面对诸如有"你可以做我的全科医生吗?"和"长清单"等非正常需求的患者时,在不冒犯患者的前提下,应尽可能巧妙地设定好医患之间的界限。

（常晓　译,张海萍　校）

第3章

有特殊要求的患者

Twain，男，46岁，化脓性汗腺炎的患者，一年以来他的病情都很稳定。三个月前，自诉腹股沟疼痛，但是体格检查却未发现异常。他本次就诊的主诉仍然是疼痛："医生，我的腋窝经常感到疼痛，我没有发现疼痛的部位有肿块、流脓，但是我仍然可以感到疼痛，尤其是晚上准备睡觉时"。

和之前一样，Twain先生的体检并未存在明显的异常。你认真地回顾他的病历，特别关注了他以往的病史和用药史。患者曾长期主诉慢性肩、背疼痛，曾接受大剂量的非甾体抗炎药、加巴喷丁和吗啡类似物，但疗效均不明显。在你看完病历之后，Twain先生说："如你所见，我过去尝试过许多止痛药，很清楚哪种药物对我有效。所以，希望你能给我开一些盐酸氢吗啡酮，以便让我摆脱腋下的疼痛"。

病例反思

有时候，患者会提出一些奇怪的要求。只有在了解他们的动机后，你才会理解这些"匪夷所思"的想法——他们可能是诈病、吸毒、因疗效欠佳和（或）对医生共情不满而沮丧的患者。也有的时候,患者会受到一些行业广告的影响,或是家人朋友的热心建议,从而向医生提出一些奇怪的要求。医生应该保持耐心,以开放、包容的态度去聆听患者的诉求,因为任何先入为主的设想都会导致选择性地倾听,最终的结局可能是错过关于患者的真实动机或顾虑的有用信息。

Twain 先生的主诉与体格检查结果明显不符,他索要盐酸氢吗啡酮是另有企图的。此外还应该引起我们警觉的,是他非常明确地说出了他想要的非常具体的止疼药物的名称。作者发现,不同的医生在处理这种问题上的方法也不尽相同。例如:有些医生没有前面所述的警惕意识,毫不怀疑地给患者开具盐酸氢吗啡酮以缓解他的腋窝疼痛。也有的医生会因为担心患者产生药物依赖性,在决定使用止疼药物时,会选择较为保守的治疗方案。在此,我们尊重读者对这个有争议的案例保持自己的观点,也尊重医生最终的决定。

病例要点

如果你确定 Twain 先生提出的是无理要求,接下来依次要做的事情包括:向他解释医生为什么不能满足他的要求、为他制定一个可行的可以缓解腋下疼痛的方案、大致的治疗计划,最关键的是,征得患者对这个方案的知情同意。向患者解释的目的有两个,第一,表达你对他健康状况的关心:“Twain 先生,我很关注你的健康,我能想象腋下的疼痛给你带来多大的不适”。

第二个目的是向患者解释你不能满足他索要吗啡要求的原因,注意语气要坚定,但是态度应和缓:“很抱歉,根据我对你病情的评估,为你处方盐酸氢吗啡酮并不合适,因为吗啡有很强的副作用和成瘾性。在我看来,它对于你来说是弊大于利"。你可以通过强调你能为他做的事情来减轻患者的失望情绪："Twain 先生,请你相信我非常想让你恢复健康,我发现造成你疼痛的原因是一个很深的感染性疖肿,我会给你开一种名叫萘普生的药物,这种药物有消炎、止痛的作用"。

最后,为患者提供一个积极的、可执行的诊疗计划,并让他认可这个方案:"我建议你用萘普生治疗 2 周,如果治疗期间疼痛没有缓解,我会考虑为你更换更强效的止疼药,我们合作,一定可以解决你的问题。Twain 先生,你觉得这个治疗方案如何?"。希望你和这位患者能够就治疗方案达成共识。但是,如果患者坚持索要吗啡,最合适的做法是坚定地拒绝患者的无理要求,记住:你已经在力所能及的范围内尽力为患者提供可行的治疗方案。当你感觉到患者有强烈的抵触或是愤怒的情绪时,可以随时将其转诊给其他医生进行再次诊治。

（常晓　译,张海萍　校）

第4章

过于谨慎的患者

Austin，女，21岁。此时她正非常焦虑地在诊室中候诊。她有2年的寻常型痤疮病史，既往曾口服中草药、外用维A酸、联合外用抗生素和过氧化苯甲酰凝胶，但都没有明显的效果。近三个月以来，面部严重的炎症性囊肿令她感到明显的不适，特别是在公众场合，总是感到非常尴尬。她的全科医生已经竭尽所能地帮助她，但收效甚微，因此将她转诊，希望得到专科医生的高见。

Austin女士的既往史并没有什么特殊之处，她现在也没有服用任何药物。查体发现皮损表现为重度的炎症，伴有中等程度的囊肿结节。令人惊讶的是，患者似乎从未口服过抗生素或是维A酸来治疗痤疮。当你建议她尝试口服抗生素，配合现有的外用药物治疗时，她强烈的抵触情绪让你吃惊："医生，你是让我吃药片么？我不想口服任何药物，因为吃药对身体不好。我听说过很多关于服用药物导致副作用的恐怖故事，虽然我脸上的囊肿看起来很可怕，但至少它们不会致命。我宁愿让它们留在脸上也不想用口服药物治疗"。

病例要点

Austin 女士的案例提醒我们,不同患者对医疗信息的感知是千差万别的。当知晓某些口服药物虽然具有严重的副作用但是很少见时,有些患者认为系统性用药治疗是没问题的,但也有些患者拒绝口服任何药物。医生有责任帮助患者克服恐惧,为她的囊肿性痤疮选择最适合的治疗方案。基本的沟通以及人际交往能力是和那些对药物副作用有恐惧心理的患者建立良好医患关系的关键。例如:适时回应地倾听、不打断患者、坐在患者身边而不是站着和患者交流等等。

"Austin 女士,我想了解一下你对口服药物的问题有哪些,可以么? 我一定尽力回答你的问题"。以上这句话有如下好处:首先,在征求她的同意后了解她内心的恐惧,已经表达出了对她的尊重。第二,一个开放性的问题可以为患者留出叙述和发挥的空间。"你有什么顾虑或是问题"这样的问句好于直接询问"Austin 女士,你对药物治疗有问题吗?"当患者不知如何描述自己的困惑或者疑问时,封闭式的问句通常会让患者直接回答"不,没什么问题"。第三,简单的一句"我保证一定(或是我尽力)回答你的问题"是为了让患者在谈到痛苦的问题时感到放心,缓解痛苦的情绪。

同理,如果患者的恐惧缘于药物是否有效,最理想的办法应该包括告知患者药物的疗效,帮助患者树立信心。值得注意的是,如果你没能有效地让患者感知到你对她的关心,单纯地口头保证就是一句空话。一些看似简单的技巧却非常有效,例如微笑、倾听患者说话的时候身体前倾、将心比心以及设身处地交流方式(概括患者想表达的感情,并且理解、尊重、支持她的感受),都可以强有力地赢得患者的信任。在不透露个人隐私的前提下,医生可以适当地表达自己曾经有类似 Austin 女士的经历及感受(例如:你可能会对我建议你做的事情感到紧张,我能理解这种感受,因为我有时也会生病求医,同样会以患者的角色来面对这些)。在保持专业性的基础上展示医生作为普通人脆弱的一面(要避免过度分享),可以让医生与患者建立更稳固的关系。

此外,患者通常会因为他们不了解皮肤病的相关知识而感到恐惧。在互联网时代,皮肤病患者轻点鼠标就可以方便地获取任何公开的信息。而不幸的是目前互联网还没有建立一个可以帮助患者们筛选有效信息的"过滤器"。因此,医生可能需要为患者在这方面提供一些指导。例如,Austin 女士可能会说:"一个和我年龄相仿女士的博客上写到,她吃了医生开的治疗痤疮的药,结果脸肿得像个气球,太吓人了"。Neil Prose 博士称这种现象为"搜索引擎悲剧",因为患者的恐惧通常是由于搜索到的错误信息所导致的。而这些错误信息与少见的不良事件有关,并不符合患者的自身情况。

面对上述 Austin 女士的假设,作者建议,不要立即否定她的脸像气球一样膨胀起来的可能性,因为这可能会使你显得对患者不屑一顾。请把患者的这种担心认为是一种对病情合理的关注。你应该称赞 Austin 女士在皮肤问题上所做的研究:"你花时间和精力来了解很多关于痤疮的知识,这是非常好的,多了解别人相似的经历对你的治疗很有帮助"。在加强患者的自我成就感之后(即:赞扬患者为了改善病情做的很多努力),接下来就是纠正她对药物的负面印象的好时机。"Austin 女士,我所提出的建议是基于我的医疗知识以及针对口服药使用的个人临床治疗经验。如果你按照我的医嘱用药,你的脸几乎不可能出现肿成气球这样的情况。我理解你的担忧,但是我们现在不需要为此而焦虑"。

根据 Prose 博士的研究,预防"搜索引擎悲剧"的方法之一是预料到患者可能会发现的信息并劝告患者:"Austin 女士,你可能在网上看到过一种称为反常性痤疮的疾病,它的临床表现是腹股沟、腋窝或臀部烧灼样疼痛的结节。但这并不是你的诊断,如果可以,我想说:不要理它"。这是一个帮助患者过滤掉互联网上不恰当信息的策略。通过这样的方式,在后续随访及诊疗过程中,她可能会不再那么焦虑,你就可以集中精力帮助她解决合理的诉求。

(常晓   译,张海萍   校)

第5章

患有慢性皮肤病的患者

　　Dickens 先生是一名当地高中的校长,过去两年里,他因患有慢性荨麻疹多次就诊。大多数时候,他是一个友善的而且依从性很好的患者。作为教育工作者,Dickens 先生每次就诊时都很重视与医生探讨关于疾病宣教的内容,也热心与病友分享他作为慢性皮肤病患者的生活经验。首次就诊时,他的荨麻疹发作的规律大约是隔天发作一次,每次风团持续时间约为 12 小时。经过积极的治疗,他的荨麻疹病情逐渐改善到现在每周发作一次,风团持续时间不超过一小时。患者每 3 个月来诊所随访,今日复诊,前台接待员注意到他显得很不高兴。

患者:医生,昨天我的荨麻疹又发作了,过了 10 个小时皮疹才消失。

医生:我感到很抱歉,Dickens 先生,我们之前讨论过的控制发病的要点你都做到了吗?

患者:我都做到了,我还自己额外加服用了一种抗组胺药想观察是否有效,结果仍然控制不住。除了最近我的工作压力很大之外,我的生活和治疗方案都和以前一样。但是现在,每次荨麻疹的持续时间都比之前的还要长。

医生:精神压力在疾病的发生发展中扮演了重要的角色。你试过瑜伽或者冥想一类的放松训练吗？在治疗方面,为了减轻你目前的症状,你是否愿意增加一种止痒药物？

患者:我已经累了,医生。治疗了3年,我的症状仍然不能完全消失。我的积极乐观的好情绪已经消耗殆尽。你们何时可以找到令我痊愈的办法,让我摆脱疾病？

病例反思

　　Dickens先生的病例带给我们一个思考:医生应该如何更好地处理慢性皮肤病患者的期望值和提高他们的满意度。导致Dickens先生不快的原因有如下两点:①他期望存在高效治愈慢性荨麻疹的方法,而作为医生的你所能提供的是慢性病的长期管理与控制的方法,而不是保证根治疾病;②尽管他能遵守医嘱,也能从医生那里得到足够的治疗与信心支持,他依然被荨麻疹不可预测的复发弄得心力交瘁。和慢性荨麻疹患者一样,银屑病、湿疹患者同样期待治愈疾病的方法,而且抱有这些期望的现象非常普遍,患者经常会询问他们的皮肤科医生关于疾病的原因。不幸的是,循证医学至今仍不能简单地给出一个令患者满意的答案。

　　Uhlenhake等的研究表明,大多数的银屑病患者并未真正理解维持治疗的概念。这项研究没有同时调查医生的宣教对患者满意度和疾病转归的影响。作者期望医生们在读完这本书之后能够更加注意帮助患者设定合理的治疗目标,使患者了解长期维持治疗的益处。但这并不是说他们必须放弃所有治愈的希望。

病例要点

了解 Dickens 先生对慢性荨麻疹的治疗期望是帮助他解决问题最重要的步骤。最好在患者首次就诊时询问："Dickens 先生，你希望我怎么帮助你？" 然后在后期随访时不断评估患者的期望，尤其是在患者存在微词、表示不满时。梳理出具体内容的提问也是一种有效的方法。例如你可以问："我还能为你再多做一些事情吗？"，或者是 "你只是为疾病不能痊愈感到沮丧？ 我非常想知道你有没有其他担心的问题"。

在许多情况下，患者的不快不仅源于他对你的医术抱有过高的期望，也是皮肤病的慢性病程使他们沮丧的后果。在临床工作中，我们处理这种情况的方法分为两个步骤。第一，向患者明确交代病情，告知实际的疗效以及可以达到的预后，调整合理的期望值。第二，如果出现与疾病相关的任何心理问题，为他提供情感支持及实际的帮助。对于患者预期的设定，你可以制定一个循序渐进的治疗计划，"Dickens 先生，下面是我能帮你实现的。如果在治疗开始的第一个月每天服用两种止痒药，那么你的荨麻疹每周可能会发作三次，每次瘙痒的时间会变短，而且瘙痒的程度会有所减轻。第二个月，继续这一治疗方案有望将发作控制到每周一次，每次持续的时间更短。第三个月后，发作会变得很轻微，频率基本上会隔周发作一次，每一次持续的时间大概一小时左右"。

面对一种慢性疾病，当患者对病魔束手无策而转归时间又遥遥无期时，医生和患者的内心都是非常沮丧的。在这样的情况下，医生对治疗方案的细节解释得越详细，患者的内心感受会越舒服。此外，我们鼓励在医患沟通中，尽量做到共情，设身处地为患者着想，例如 "我可以想象到你的心情是多么糟糕"，或 "Dickens 先生，如果你需要任何形式的帮助或支持,我会一直在这里。如果我帮不到你,我也会保证找到可以帮助你的人"。

作为一个免责声明,医生应该对患者说:"你个人的病情变化可能和这个计划有所不同,然而,我认为我们仍然可以控制你的病情。虽然我很希望治愈你的疾病,但是,据我所知,没有医生能彻底治愈慢性荨麻疹"。一些医生喜欢在讨论有效的治疗方案之前,将"不可治愈"的概念灌输进患者的头脑中。但是作者观察到,先向患者解释疾病可以控制的好处是他们往往更容易接受"不可治愈"的预后,"Dickens 先生,虽然没有彻底治愈疾病的方法,我们仍然可以控制它,使你回归正常生活"。这种做法并不是鼓励给予患者虚无缥缈的希望,而是给了患者急需的安慰,可以缓解患者在得知自己的病情无法治愈后所产生的失望情绪。

当本例讨论结束时,作者想强调,面对身心俱疲的患者时,充分的的情绪疏导所具有的治疗作用。因工作和生活中其他问题引发的心理压力并不少见,后者会增加慢性疾病患者管理的难度。在患者真正需要医生时,及时地给予他们热情的关注至关重要,当然,具体通过哪些方式给予帮助还要由医生本人决定。有些医生会有选择地将自己的电子邮箱或手机号码留给一些患者。

为避免不必要的麻烦,建议你一定事先与患者充分沟通,告知他(她)这种"VIP"待遇的使用前提:"Dickens 先生,你已经有我的办公室电话号码了。如果你有一个紧急问题需要帮助,请先打电话给我的秘书,她会尽全力帮助你。如果你需要我立即回复,可以发邮件或打电话给我。我可以要求你慎重考虑是否发邮件或打电话给我吗?我一直乐意为你服务"。此外,你应该判断患者是否需要进一步咨询心理医生,并一定在转诊前征得患者的同意。

(常晓 译,张海萍 校)

第6章

愤怒的患者

45岁的 Hemingway 先生是一位商务高管,平时工作繁忙。一天前的上午因色素痣增大就诊,患者主诉一个均匀的表面平坦的棕色色素痣,近6个月来直径从3mm 长大到8mm,颜色逐渐变黑。为了明确诊断,使用3mm 环钻获取皮损进行病理检查,你清楚地记得将标本放进了标记正确的容器中送检。今天早上,收到实验室助理的信息,她竟然告知你并没有在 Hemingway 先生的样本瓶内发现任何标本!于是你打电话给实验室的负责人寻求帮助。令人遗憾的是,经过对实验室和诊所地仔细搜索,仍然没有找到 Hemingway 先生的标本。

于是你立刻致电 Hemingway 先生,为标本的丢失作出解释和道歉。他非常不高兴,"医生,我完全不能接受你的解释,你知道我有多忙么?我是利用午餐休息的时间,还取消了一个重要的会议,就是为了能够来你这里看病。现在你告诉我你们找不到我的皮肤标本?你们这帮人在那里都干了些什么?"

为了减轻他的愤怒,你提出在他时间方便的时候为他免费再做一次活检。但是,Hemingway 先生气愤地说:"不!如果这个标本的检查结果是皮肤癌,你们却把它丢了,这会给我带来什么样的损失? 我会打电话给保险公司,要求他们将我昨日的诊疗费用退回。然后我会写信给皮肤科委员会,要求他们评估你的资质。放心吧医生,我再也不会找你咨询了!"

病例反思

这次的事件可能是你的诊所或是实验室的其他工作人员的失误造成的。然而,作为 Hemingway 先生的主诊医生,最终承担医疗过错所带来的全部问题的责任人却是你;而且,他的怒气除了对你也无处发泄,因此就只能直接针对你。用于诊断的标本丢失,这样的情况有时会导致严重的医疗纠纷。尽管你也可以向 Hemingway 先生解释:鉴于皮损表面平坦而且颜色均匀,在短时间内对皮损进行重复活检,结果将同样具有可信性。关于医生是否渎职,这是个非常严肃而且值得重视的问题,但是已超出了本书的讨论范围。良好的沟通技巧可以大大地降低患者通过采取法律手段解决医疗纠纷的几率。

我们的主要目标是帮助你利用有效的沟通技巧,衷心地表达歉意,希望能够减轻 Hemingway 先生的怒气。在不良事件发生后,患者通常最想解决以下三个问题。第一,患者想知道真相(即,这件事是怎么发生的?);第二,患者想得到医生的道歉;第三,他们想知道你打算怎么做,以避免同样的事情再次发生到别人身上。需要说明的一点是,愤怒既可以是一种单纯的情绪表达,也可以掺杂了其他的情感,包括恐惧、焦虑、失望、内疚等等。对于许多患者来说,愤怒通常是患者内心无助的外在投射。

你应该仔细倾听并分析 Hemingway 先生发怒的原

因——是因为标本丢失和再次活检引发的不便而产生的真正的怒气？还是因担心可能被诊断为黑色素瘤的恐惧？毫无疑问，等待活检结果的过程对患者来说是非常痛苦的，因此很可能当患者被告知自己的等待没有任何结果而极其失望，他不愿意再次经历煎熬。理解患者的感受并清晰地表述你的同情，对于解决不利局面非常有利。请考虑使用以前讨论的"NURS 方法"：N（name），患者的情绪命名（例如，你看起来很生气）；U（understanding），理解（例如，我真的可以理解为什么你会这样想）；R（respecting），尊重（例如，我尊重你这样的感受）；S（supporting），支持患者的情绪（例如，你有充分的理由有这种感受）。

病例要点

在面对一位怒气冲冲的患者时，重要的是要时时审视自己对患者任何消极和（或）挑衅言论的情绪的反应。作者建议在遇见这样的患者前要深呼吸，放松自己。如果你觉得有可能出现不可避免的冲突时，请暂停电话交流或者离开检查室，找一个安静的空间，反思、评估当前的状况。即使你认为 Hemingway 先生没有理由对你表示不满，也要接受他可能已经对你不满的这个重要事实。

为了与 Hemingway 先生建立更顺畅的沟通，减轻他的不快，对话可以先从简单而真诚的表扬开始："我非常清楚你沮丧的心情，在我和你短时间的交流中已经感觉到你是一个非常通情达理的人。我希望你能让我解释我所知道的事情，并向你道歉"。然后可以这样措辞："我希望这件事情没有发生在你的身上"，或者"我真希望我们所做的工作可以避免这种情况发生在你的身上"。"所做的工作"表明为防止标本丢失，你已经尽力做了很多努力。这句话也传达了你对 Hemingway 先生个人感受的真正关心，说明这次不良事件的发生不是源于医生对患者的疏忽,而是一个无心之过所导致的。

如果你能够平复 Hemingway 先生的愤怒情绪,下一个关键的步骤就是在道歉的同时,说明你将如何对这次不良事进行调查、跟进,并从根本上杜绝的解决方案。像 Hemingway 先生这样的患者通常还会担心此类的错误会再次发生在他们自己、或者是别人的身上。他们希望得到准确、彻底的补救方案。在详尽地阐述方案后征求患者的意见:"Hemingway 先生,你觉得这个解决方案合理吗?",并且再跟上这句话:"你对这个方案还有什么建议吗?"

第二个开放式的问题有更深一层的目的,通过询问 Hemingway 先生的观点,你已经成功地表达了与他的工作伙伴关系。传统医学中家长式的医患关系,已经逐渐演化为"以患者为中心"(即患者处于医患关系的中心)。因此,你可以把这种"不打不相识"的特殊见面当作一次机会,让患者知道你是以他的最佳利益优先考虑的。如果这个方法让你感到不舒服(我们发现你们中的一些人可能会感到不舒服),请尊重我们的用心。

最后,你有一个重要的任务,不管和 Hemingway 先生交谈的结果如何(不论他选择你或是你的同事来进行第二次活检),都要确保第二次活检的顺利进行。

(常晓 译,张海萍 校)

第7章

不信任而且不依从的患者

  Dickinson，56岁，女。因头皮部位严重的皮炎及银屑病样脱屑首次到本诊所就诊。患者既往曾在外院疑诊为"头皮银屑病"。自述在过去的3个月里，针对6种不同的状况，曾尝试使用多种外用药物治疗，但是效果不佳。患者就诊前，负责为她转诊的皮肤科医生专程打电话来交代病情，并告知该患者的依从性很差，认为这可能是治疗效果欠佳的原因，同时提醒你注意这位患者不仅不接受医生的治疗方案，还屡次表明根本不信任医生。

  就诊期间，Dickinson女士双腿交叉而坐，抱着双臂，对你的笑容反应冷淡，听你讲话时也总是避免目光交流。结束前，你说："根据你的病情，我建议你使用一种外用药水，可以缓解你头皮的症状，坚持用药4周后复诊，你能来吗？你觉得这个方案如何？"她回答："我不知道，大夫。以前他们给过我很多药，但是都没效果。最后那个皮肤科医生呢，刚开始时告诉我他能治好，结果现在他也说没办法治疗了。所以我为什么要相信你呢？"

病例反思

获得患者的信任是建立一个良好的医患关系的根本基础。尤其当你面对的是一位不信任你而且/或者你认为依从性很差的患者的时候。有时这个目标很难达成,因为非所有的病患都会感激医生的付出,也不是所有的病患都能体会医生们的辛苦。在当下的法制社会中,个别医疗事故赔偿案被热炒后会产生不良的社会影响。有些患者因此将医患关系对立起来,甚至可能对医务工作者产生一定程度上的敌意。

此外,受到媒体对医药不良反应事件的报道或者在就医过程中不愉快经历的影响,一些患者可能会对医务人员产生负面印象。从 Dickinson 女士对以前诊治过她的皮肤科医生的批评中可以看出她可能就是这种情况。不论她质疑医生的真正原因是什么,现在的她依从性很差甚至几乎拒绝医嘱,这将导致治疗效果不尽如人意,恶性循环的后果是进一步降低对医生仅存的一点点信任。和 Dickinson 女士的有效沟通将有助于提升你的威信,并让她认可你的能力,从而改善你们的关系。

病例要点

你可以先说明你的目的,并且非常平和地征求她的想法:"Dickinson 女士,我很希望能够帮助你减轻症状,让你好受一些。因此,我们相互了解并且密切合作就非常重要。你能告诉我,对于我个人的专业能力,你还有什么个人看法吗?" 你说出了关键问题,表明了想和她建立真诚沟通的愿望,更重要的是让她知道了你对她的关心。这种关怀的态度会消除 Dickinson 女士的敌意,谁能为了试探这种对患者真正的关爱而再故意制造阻碍呢?

接下来,Dickinson 女士讲述了自己的经历,而你也因此得知为何她现在对医生会如此多疑、不信任。"其实,以前医生跟我说的每一句话我都会非常认真地接受、照办。我父亲也是医生,从小我就很崇拜他,也想长大后当一名大夫。但是我最终选择了化学工程专业。2 年前,我因为阑尾炎接受了急诊手术。手术后我的症状没有缓解,仍然腹痛。最初以为是感染了,后来发现居然是因为手术医生把几块脏的海绵落在了我的体内。从此,我意识到,医生不是神。说实话,你们这些人一个简单的失误就可以杀了很多像我一样的人。所以再说一遍,我为什么要相信你?"。

这样看来,Dickinson 女士对医生的负面看法源于对自己曾经历过的身体的巨大创伤的痛苦记忆,而与医生的医术水平和沟通能力无关。有些医生的说法值得借鉴:"Dickinson 女士,我现在了解了。那一次的手术经历在你的心里留下了痛苦的记忆,让你特别在意哪些事情是医生可以做的,哪些是不可以做的。我会尊重你的意见,尽我所能,努力作出正确的诊断,为你选择最好、最安全的药物,认真核查医嘱,与你一起记录、分析病情的变化,确保你的康复,请相信,我非常关心你"。

至此,通过以上一系列要点的解释力争重建 Dickinson 女士对你的信任。你为她的安全用药及花费都做了考虑,说明你能站在患者的角度、顾及她的感受,是真正的关心患者。通过安排患者随访,确保治疗效果,有效地缓解了她对你临床能力的质疑。随访工作可以在她再次复诊前通过电话或者邮件的方式完成。本书作者深知医生的精力和时间都是有限的,但是在面对一个不信任且依从性很差的患者时,努力多做一步是利大于弊的。

最后,让心存疑虑的患者本人参与她的诊疗过程是个智慧的决定,因为这会让她更加主动,同时通过共担责任培养了她的团队合作精神。面对 Dickinson 女士的问题或者顾虑，如果你不确定如何回答，可以这么说："很抱歉，我现在还不知道如何答复你，今天晚些时候咱们电话联系，再深入讨论你的问题，怎么样？我力争为你提供最好的解决办法"。当所有的诊疗过程对 Dickinson 女士都是清晰、透明的时候，她会很愿意与你合作与你一起战胜病魔，成为一名信赖医生的患者。

（任荣鑫　译，张海萍　校）

第二篇
老年患者的心身性皮肤病

心身性皮肤病老年患者特殊考量

在当下的临床实践中,必须充分意识到日趋严重的人口老龄化对皮肤科及老年人群的心身性皮肤病的重要影响。首先,婴儿潮时代出生的美国人是当前美国老龄化人群的主力军,也是皮肤科诊所就诊的主要人群。到2020年预计有25%的美国人年龄超过65岁。世界其他国家如日本、德国、希腊、意大利、瑞典等也遇到了同样的老龄化问题,这些国家的老龄化人口约占到总人口的20%。

其次,老年人会面临一些特有的困难,比如随着年龄的增长,认知功能逐渐下降、身体不便、需要有人照料(如接送就医、协助外擦药物)等,了解这些重要的生物医学层面的变化,将帮助我们制定更加安全、有效的治疗方案。在考虑给予老年人系统治疗时应特别注意其既往史、合并症、肝肾功能和正在服用的其他药物等信息,以确保用药安全。

需要注意的是,如何区分精神性疾病的皮肤表现与真正的皮肤科疾病?关键线索是皮损分布的部位,如果皮损位于可被触及的部位,如双上肢或双手的伸侧,则皮损很有可能是患者搔抓引起的。但也确实存在例外的情况,我们应详细的采集病史并进行全面的体格检查,以下我们将列举皮肤科医师在诊室最常遇到的三例老年患者的心身性皮肤病。

（王杰颖　译,张海萍　校）

第8章

老年患者的寄生虫妄想症

Jones，女，90岁，高加索人。主诉持续存在的全身刺痛、叮咬感一年，由她的儿子陪伴来到诊所。虽然从未发现过虫子，但是患者坚信这种感觉只能由虫子叮咬引起。由于长期被叮咬感困扰，患者反复地在可被触及的部位挑破皮肤寻找虫子。患者在皮肤中发现多种"虫体物质"，包括虫子脱落的组织和卷曲的纤维等等。就诊时患者将部分"碎屑"用塑料密封袋带到皮肤科诊所，要求医生一定要仔细检查它们。

经过进一步地询问，患者自称从入住养老院生活后就开始受到虫子的侵扰。在她再三投诉后，工作人员多次请灭虫公司来驱虫。然而多家公司均称，在她房间内没有发现任何虫害。此次就诊前，患者咨询过三名全科医生，希望祛除寄生虫的感染，然而三位医生均未能在患者皮肤上发现任何寄生虫，患者不接受医生的意见。医生经过体检，发现患者皮肤存在多处浅表性表皮剥脱，局部结痂，寄生虫检查阴性。

病例反思

老年人中最为常见的心身性皮肤病是寄生虫妄想症

(DoP),男女发病比例约为 1∶3。研究报告显示老年人寄生虫妄想症的平均发病年龄为 55.6~65 岁。正如 Jones 夫人的案例所示,寄生虫妄想症的患者大多坚信他们身体内存在虫子(昆虫或者是寄生虫),而皮屑或纤维就是这些虫子存在的证据。患者寻求皮肤科医生的帮助,就是希望专科医生利用显微镜等工具检查自己的皮肤,验证自己的想法,这也是患者就诊的主要目的。然而,作者认为这些都是属于患者的妄想。此外,大多数患者还会抱怨皮肤存在蚁行感等不适症状,并希望可以得到医生的帮助。其实,根据妄想症程度的不同,当务之急并非缓解皮肤的症状。

病例要点

为了避免误诊像 Jones 夫人这样的寄生虫妄想症患者,我们应充分考虑其内脏病变或神经病变的可能性。该患者曾多次就医,并做过许多检查,如肝功能、甲状腺功能、维生素 B_{12} 水平、肌酐、血常规、电解质水平等,检查结果均未见异常。如果患者之前没有进行过上述实验室检查,此次就医应完善。此外,患者应去神经科就诊,以排除是否为神经系统的病变影响了皮肤的神经功能,如多发性硬化症或慢性脑血管病。需要注意的是,正常成年人服用安全的药物在老年患者服用时可能会产生异常反应;因此,应关注患者的用药史,注意药物的副作用或相互作用是否会引起妄想症的症状。

一旦患者被确诊为寄生虫妄想症,即可建议患者咨询精神科医生。值得注意的是,大多数寄生虫妄想症患者不相信其症状由精神疾病引发,他们会拒绝到精神科或心理科就诊。其实,你不需要因为强调转诊患者而损害与患者的关系。相反,我们建议首先要建立与患者彼此信任的治疗关系,比如在显微镜下检查患者携带的标本,如果你找不到寄生虫,可以诚实地对他(她)说:"我相信你所说的,但今天我没能在你的身上或这些标本里发现任何的寄生虫"。用真诚的语气对患者说我相信你,能使患者感觉被信任,从而愿意多与医生进行交流。

在治疗关系建立后,你可以小心地提出药物治疗方案,即用抗精神病的药物匹莫齐特来改善患者的蚁行感及妄想症症状。应注意的是,匹莫齐特有潜在引发致命性心律失常的相关报道,因此在患者服药前,应进行心电图检查以评估是否已存在心律失常或 QT 间期延长。老年患者服用匹莫齐特时,一定要特别注意药物的抗胆碱能及锥体外系效应(如嗜睡或强直等),因其可能会增加老年患者跌倒的风险。建议向患者及其家属详细地解释可能产生的不良反应,以便及时采取应对措施。

（王杰颖　译,张海萍　校）

第9章
老年患者的神经症性表皮剥脱

Blackburn,女,83岁,初诊。胳膊和腿上存在多处皮疹。患者自6周前开始,有时会在小区花园做志愿者,自诉最近曾被蚂蚁咬伤。这几天发现虫咬处皮损逐渐加重,开始出现黄色渗出和结痂。患者担心皮肤发生感染遂就诊于皮肤科。2个月前其丈夫去世后,自觉开始变得非常焦虑、抑郁。体格检查显示四肢多处表皮剥脱。就诊期间,患者不断地搔抓胳膊和腿。

病例反思

神经症性表皮剥脱是一种自我导致的皮肤病变,伴或不伴瘙痒,多因患者强迫性地自我过度搔抓、摩擦皮肤所致。一般来说,患者有强烈的、控制不住的搔抓欲望。可引起神经症性表皮剥脱的精神疾病包括:焦虑症、抑郁症、强迫症等,来自于社会和生活中的应激源也可能导致本病的发生。神经症性表皮剥脱主要发生于中老年女性,特别是30~50岁之间的人群。

诊断神经症性表皮剥脱的关键在于皮损存在的部位。抓痕通常出现在患者易触及的部位,如上肢和大腿伸侧,而在上背部的两侧等难以触及的部位,可形成特征性的"蝴蝶征"，即患者不能触及的部位没有皮损，正常的皮肤看起来类似于蝴蝶翅膀的形状。如本例所示，抓痕可继发感染。

神经症性表皮剥脱应与躯体性疾病及其他精神疾病相鉴别。躯体疾病导致患者搔抓引发表皮剥脱的原因包括皮肤感觉减退、恶性肿瘤、皮肤干燥、肝炎、荨麻疹、尿毒症等。精神疾病导致表皮剥脱的原因包括焦虑症、抑郁症、强迫症、人工皮炎、寄生虫妄想症、疑病和边缘性人格障碍等。

一线治疗取决于潜在的精神疾病的诊断。对于抑郁症患者，推荐选择性 5- 羟色胺再摄取抑制剂（SSRI）。对于焦虑症，可用抗焦虑药如地西泮，但对老年患者应慎用。对于瘙痒明显的患者，可在润肤霜的基础上加用 5% 多虑平霜剂、薄荷醇或含酚溶液。因抗组胺药强大的镇静、抗胆碱能作用，在给予老年患者口服抗组胺药止痒时，应极其谨慎。当皮肤感染时，可外用抗生素软膏，如 2% 莫匹罗星软膏或口服抗生素，如头孢氨苄。

（王杰颖　译，张海萍　校）

第 10 章

老年患者的神经性皮炎

Hightower，女，79 岁，非洲裔美国人，在其丈夫的陪伴下前来就诊。患者主诉持续性虫咬感及下肢水肿。皮损主要累及四肢，从双腕至双上臂中部、双膝以下直至脚趾近端，均可见到皮肤红肿、水疱、鳞屑，局部表皮剥脱。患者坚信这些问题是由寄生虫引起的，其症状从接受心脏搭桥术后开始，持续了 6 年。患者自感乏力，有肾衰竭及体液潴留病史，否认其他不适。

患者诉家里有小虫子，被叮咬后皮肤出现瘙痒，尝试过多种治疗都不能缓解症状。6 年前她进行了心脏搭桥术，其后不久，螨虫就出现了。她更换了全部家具、地毯，并多次驱虫，但虫患依旧存在。患者的丈夫证实了她的叙述，并提供了一份小虫样本作证据。皮损最初位于双侧脚踝，其后蔓延到四肢。瘙痒程度较重，常常搔抓至出血。下肢特别是脚踝部位，皮肤发红肿胀、增厚变韧，有多个内含清澈液体的水疱。水肿非凹陷性，可能与持续的瘙痒相关，而并非因液体潴留所致。

之前就诊时，医生曾给予抗组胺药、糖皮质激素、多种抗生素治疗，但症状并无缓解。近日患者皮肤发红且不适感加重，决定来诊所就诊。因长期受疾病折磨又不能确诊,患者情绪非常低落,几度落泪。处理:刮取皮损与患者提供的样本一起送实验室寻找疥虫。

病例反思

根据患者的病史、临床表现,结合皮损处取材及患者丈夫携带的样本均未发现小虫,诊断为神经性皮炎。

病例要点

神经性皮炎是指一类由于心理因素诱发的皮肤疾病,包括寄生虫妄想、慢性单纯性苔藓、神经症性表皮剥脱及结节性痒疹。这类疾病通常是由特发性瘙痒引起搔抓反应以缓解瘙痒症状,但久而久之形成恶性循环:越痒越挠,越挠越痒,最终导致皮肤增厚粗糙、颜色加深。引起瘙痒的最初原因不清,搔抓形成一种条件反射,使人忽略最初的瘙痒。

原发性瘙痒的原因很多,包括衣物纤维的刺激、蚊虫叮咬、银屑病或特应性皮炎等。本病更常见于重复动作障碍的智障儿童及存在抑郁症或强迫症的老年人。另一种假说认为,抑郁、焦虑或其他心理障碍也会引发瘙痒。本病常见的表现之一就是患者坚信瘙痒或皮损是由虫子引起的,他们可以感觉到虫子在身上爬行。肾功能衰竭的患者多伴有持续性疲劳、轻度至中度水肿,可导致多种电解质紊乱、贫血、尿毒症及瘙痒。

神经性皮炎好发于老年人,尤其是老年女性。临床表现为色素沉着,皮肤增厚(图 10.1)。皮损形态多样,新发红斑与陈旧瘢痕可同时存在(图 10.2)。分布多呈线性,提示搔抓是导致发病的原因(图 10.3)。四肢最常受累,且多为

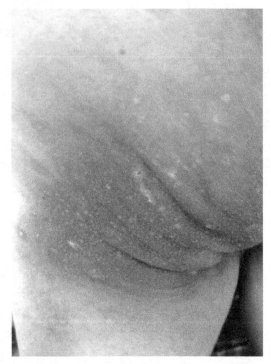

图 10.1   神经性皮炎。色素沉着，皮肤变厚，其上可见表皮剥脱及粉色丘疹

双侧（图 10.4），但生殖器部位很少累及。

神经性皮炎需与变应性接触性皮炎相鉴别。接触性皮炎分为变应性接触性皮炎和刺激性接触性皮炎，变应性接触性皮炎是由 IV 型超敏反应介导引起的，比刺激性接触性皮炎少见。其发病过程包括两个阶段：最初的诱导阶段，树突状细胞将变应原呈递给 T 细胞，使 T 细胞活化；其次是诱发阶段，活化的 T 细胞释放出大量细胞因子。变应性接触性皮炎的典型表现为瘙痒、渗液、结痂或出现鳞屑。如果变应原长期存在，可导致皮肤变暗、增厚。变应性接触性皮炎与神经性皮炎的区别，在于前者皮损分布更加广泛且皮损的出现与反复暴露于变应原密切相关。通过病史和体格检

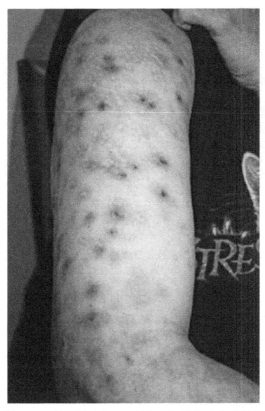

图 10.2　神经性皮炎。可见色素沉着及炎症后瘢痕

查可以诊断,必要时可以进行过敏原斑贴试验。

　　疥疮也应与此病鉴别。疥疮是由疥虫引起的皮肤病,初始症状类似于神经性皮炎,患者主诉小虫遍布全身,甚至其住所。疥疮可发生于所有人,特别是在养老院和日间照料机构的人群,但他们也是容易发生神经性皮炎的人群。疥虫在患者皮肤里爬行、产卵,导致皮肤瘙痒,并形成特有的皮肤"隧道"。患者因搔抓所致的皮损极易与神经性皮炎的初始皮损相混淆。认真地辨识皮损,结合显微镜或皮肤活检,有助于疥疮的诊断。

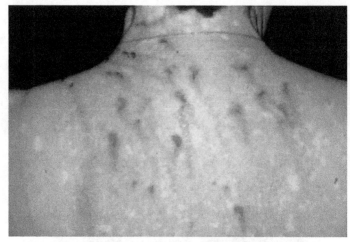

图 10.3   神经性皮炎。皮损呈线性分布提示可能为搔抓引起

扁平苔藓好发于 40 岁以上的人群，男女发病率无显著差异，常常容易误诊。扁平苔藓病因不清，有家族聚集性，可能与遗传相关。患者常伴有慢性活动性丙型肝炎，有理论认为存在基因易感性的个体，病毒在皮肤内复制引起了皮损。扁平苔藓的皮损具有特征性，即紫红色多角形扁平丘疹，直径 2~10mm，上覆白色条纹，提示局部表皮增厚。扁平苔藓可以通过皮肤活检确诊。

治疗神经性皮炎需多管齐下。最初治疗通常是局部和系统应用糖皮质激素以缓解瘙痒和皮肤发红。如果患者存在抑郁症或其他心理疾病也应积极治疗，心理咨询、冥想和放松训练可引导患者减少搔抓行为。

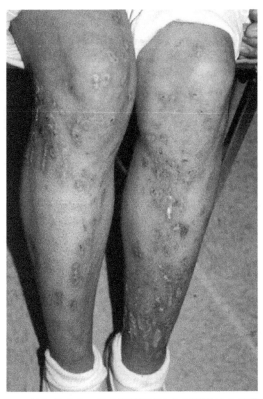

图 10.4 神经性皮炎。双侧下肢可见表皮剥脱的斑疹及丘疹

（王杰颖 译,张海萍 校）

第三篇
精神性皮肤病病例

寄生虫妄想症:关于"妄想症谱系"的介绍

明确概念

妄想症患者,比如寄生虫妄想症的患者,给人的印象是他们非常的无助。事实上,妄想症的精神病理学是一个疾病谱,从单纯的蚁行感到特定的妄想(如三只触角和五只眼睛的寄生虫),直至完全被这些妄想所控制(如每个人都必须相信患者)。因此,妄想症谱系这个概念具有重要的意义,因为它可以帮助医生判断患者的思维状态,并制定适合患者妄想状态的治疗方案。

值得注意的是,未治疗患者的心理状态是随着妄想症的不同阶段而变化的。蚁行症(如虫爬、咬叮、刺痛感)患者大多没有非常具体、固定的想法。这个阶段,相对易于管理。随着时间的推移,患者以前正常的思维状态和思维过程也发生变化,出现损害,头脑中逐渐被某种特定的想象所占据,直至发展到不能容忍别人的意见。

在接下来的6个病例中,我们将首先尽力使读者熟悉妄想症谱系患者所具有的不同程度和类型的妄想。其次,如果可能的话,我们将根据作者们的经验对每个病例给出有效管理的建议。遗憾的是,经转诊到我们心身性皮肤病诊所就诊的患者,其妄想症大都已经是处于妄想症谱系的末端,而不是位于相对较轻的、未形成固定妄想的一端。因此,如果一个患者来到你的面前,而他正处于妄想症谱系的中间,请记住尽快开始抗精神病治疗,以阻断这个恶性循环,防止患者进入完全妄想的状态。

现象的解释

管理妄想症患者的具体方法取决于他(她)妄想的程度。如果患者只有皮肤蚁行感,你完全可以放心地和患者讨论病情而不用担心冒犯他(她),因为彼此的思想、观点还是基本一致的,并不矛盾。相反,如果患者特别固执地坚持己见,不断地寻找证据证实自己的确被“异物感染”,而不是通过经验性治疗来缓解症状。那么,应对他(她)采用不同的治疗方法。需要注意的是,即使这样的患者从不接受任何药物治疗,他(她)也可以通过与你的交流获得情感支持而减轻一点点不适——只要这个任务对你来说并不是太艰巨。如果他(她)一开始就对你的帮助充满敌意,你应该知道,他(她)很难被你治愈。然后,应该把重点放在如何在愉快的气氛中结束咨询。

医生的态度

当知道下一位找你就诊的患者可能是妄想症时,你会感到棘手,内心开始拒绝。记住,不要让这种感觉外露。很多情况下,这些患者会把之前就诊过程中的负面情绪转嫁给你。如果遇到这种情况,一些细节可以帮助你与此类患者建立良好的关系,比如热情地问候,交谈时面带微笑,关心患者是否舒服,而不要说“我不是那个对你不友好的某某医生”。此外,请不要把患者对你的拒绝认为是对你的侮辱。妄想症患者往往不会在意其他人怎么想，这是这个病本身的一个特点。

即使穷尽本书中所有的办法，作者知道：医生能为妄想症患者做的，以及医生能给予这些妄想症患者的耐心，也仍然是非常有限的。要知道妄想症患者对社交规则的理解力是较低的，他不知道也不尊重别人的界限，尤其是没有时间观念。如果你意识到面前的妄想症患者让你心烦意乱，那么，对你和对他（她）都有利的方法是理智地终止治疗。例如，咨询时间结束，患者仍坚持让你听完她的描述，你可以礼貌地对她说："某某女士，你的故事很有趣，但是今天我们没有时间了，我愿意改天再听你讲，2 周后你复诊时，我们继续，可以吗？"

（孙瑞凤　译，张海萍　校）

第 11 章

不伴寄生虫妄想的皮肤蚁行症

Schmidt,男,38 岁,高加索人,自诉 3 个月来身体上有虫子爬行、叮咬的极度不适与刺痛的感觉,有时身上像有上千只虫子在蠕动。患者认为皮肤问题与活体寄生虫无关,因为首先身体及周边的生活环境中都没有发现虫子生活的证据。其次,他也知道没有任何虫子能够引起如此怪异的症状。患者发病前没有经历重大的生活事件或明显的压力,也没有服用任何致幻药物。因为症状强烈,他迫切地希望尽快开始治疗。

病例反思

在皮肤科临床工作中,仅有蚁行感而无寄生虫妄想症的患者比较少见。可能在疾病早期时仅有蚁行感,随着疾病的进展,患者出现寄生虫妄想以解释自身感觉到的刺痛和虫子叮咬、爬行的感觉。一项回顾性研究分析了匹莫齐特治疗"慢性皮肤感觉减退综合征"的有效性。"慢性皮肤感觉减退综合征"(与皮肤蚁行症的症状相同)是一类以蚁行感为主要症状的疾病,随访时间为 8 个月到 5 年,7 例慢性皮肤感觉减退综合征的患者(未包括光敏感患者)均采用匹莫齐特治疗,蚁行感症状完全消除。

　　该项研究中,作者未明确写出匹莫齐特的给药疗程、副作用和不良反应。但是其中1例慢性皮肤感觉减退综合征患者采用匹莫齐特治疗后,发展为医源性帕金森综合征,该患者同时使用氟西汀和匹莫齐特,分析匹莫齐特可能是导致患者发展为医源性帕金森综合征的原因。如果推断成立,即7例中仅1例患者出现药物不良反应,那么,匹莫齐特用于治疗皮肤蚁行症或慢性皮肤感觉减退综合征,是安全有效的。

(孙瑞凤　译,张海萍　校)

第12章

轻度寄生虫妄想症

王女士,69岁,亚裔美国人,认为自己被寄生虫感染了5个月,"好像全身都有虫子在爬行、叮咬,感觉刺痛"。她带了塑料密封袋,里面装着她所说的寄生虫及其虫卵。从神态举止及言谈话语中可以看出,因为担心被感染,患者极度焦虑。进一步询问病情,王女士表示她也不能十分肯定自己皮肤里面有寄生虫。患者承认她的病可能与虫子无关,只是非常迫切地想得到医生的治疗。

病例反思

根据王女士最后的陈述,很难诊断她是否为寄生虫妄想症。带着证据,并装在密封袋里,就是要向医生证明她的想象有根有据,我们称之为"密封袋症",以前也有人称为"火柴盒症",因为那时还没有密封袋。很显然,王女士仍然认为自己被寄生虫感染了,但是为了得到医生更好的治疗建议,她也可以向医生妥协,遵从医生的判断。从某种程度上讲,这位患者处于妄想症谱系中间,更倾向于蚁行症诊断的一端。

病例要点

我们建议王女士采用匹莫齐特治疗。经过治疗,王女士的症状可以减轻、甚至消失,但是很可能她仍然坚信自己最初曾经被寄生虫感染,或者寄生虫在皮肤下面蠕动爬行,即莫吉隆斯症(Morgellons Disease)。根据精神病学的定义,该患者属于妄想,因为她仍固执于自己的想象。但是,经过治疗,她不再有蚁行感,同时,她也不再在意医生是否相信她的故事。无论从哪个角度上讲,治疗都是有效的。

(孙瑞凤　译,张海萍　校)

第13章

心存希望的妄想症患者

Alvarez,女,58岁,西班牙裔。因"感染虫子2年"来诊。病情始于她住在朋友家时,接触了脏的毯子和床单。此后患者曾多次就诊于多家医院的皮肤科以及其他科室。此次就诊患者带来了一个袋子,里面装着糖皮质激素药膏、抗真菌药膏、抗细菌软膏以及润肤霜等多种外用药,患者自述使用这些药物后仍然无效。一位皮肤科医生曾用苄氯菊酯(Elimite®)为她治疗两次,但也只能暂时缓解症状。患者详细描述了寄生虫的生命周期以及交配习惯,还拿出了一个脏脏的密封塑料袋,悬浮在浑浊的液体中的是沾着棕色污点的纸巾,患者非常肯定地说,这些标本中含有她所描述的"寄生虫"。

患者认为医生一定能够提供有效的治疗方法,但当她叙述病情,特别是说到一些细节时,还是有些犹豫。她说害怕如果详细解释了整个过程,医生可能会认为她精神不正常。患者既往患有胃食管反流病,目前无症状。无精神疾病史及药物滥用史。

病例反思

寄生虫妄想症患者通常为老年女性。在老年人群中,

51

男女发病比例为 1：3，大多数老年女性患者具有稳定的社会地位(已婚、有良好的家庭支持和稳定的工作等)。根据作者的经验，青年人寄生虫妄想症的患病率较低，如果青年人患病，其性别构成比(男：女)为 1：1。这些青年患者通常存在药物滥用或者社会适应能力较低等问题。

病例要点

这一次，我们又看到了所谓的"火柴盒症"或"密封袋症"——患者带来了装在盒子/袋子中的标本让医生检查。为了能够建立医患之间的治疗关系(即医生与患者之间彼此信任的关系)，医生一定要认真检查这些标本。如果你对标本不屑一顾，说明你并不相信患者的叙述，这种气人的态度可能会激怒 Alvarez 女士。

假如患者不尊重你的意见，就不会听从你的医疗建议，那么即使给她疗效最佳的药物，她也会搁置一旁。建议你可以借鉴前述几个病例的经验，与患者建立起情感联系，而不是给自己施压，直接跳到后续的治疗方案——和患者讨论可能的抗精神病治疗机构。作者希望医生们能记住关于 Alvarez 女士这类病例的一个重要特点：虽然患者寄希望于通过治疗使自己的症状得以缓解，但因患者仍可能存在一定程度的妄想，因此会对任何与其观念相悖的看法十分敏感。

（蒋文静　译，张海萍　校）

第14章

无药可救的妄想症患者

　　Daisy，女，65岁，高加索人，因近2年自我感觉被"被寄生虫感染"首次来本科就诊，患者随身带来了大量证据：制备"完美的"所谓的寄生虫虫体的标本切片、拍摄得非常专业的皮屑及其他非生物细小物体的照片、数本专业学术期刊和通俗读物所发表的有关寄生虫感染的文章。此次就诊前，患者曾造访多位皮肤科医生和一位寄生虫病专家，但均未发现任何体外寄生虫感染的证据(即患者提供的那些现有"虫体"的碎片)。患者既往有高血压和慢性背痛史，目前血压正常。

　　就诊时，Daisy女士要求医生认真、全面、彻底地检查她的皮肤，一定要在皮肤中找到哪怕是死去的寄生虫或者虫体。当医生建议可以先尝试使用外用抗寄生虫药物进行经验性治疗时(即使没有寄生虫的证据，但也可以根据试错法的理论先进行治疗)，她表示不感兴趣。而且，患者拒绝了医生关于经验性治疗的所有建议——无论是相对温和的外用药物，如氯菊酯／克罗米通乳膏或乳液(优乐散®)，还是用于治疗蚁行症的抗精神病药物。当看到医生的不解与无奈时，她含泪诉说："大夫，你不了解。这虫子已经烦了我两年，我不想用任何的药物，除非你在我的皮肤里找到了寄生虫。你能先帮我找到它们，证明我没疯，行吗？然后我再请你帮我解决它们。"

病例反思

与对寄生虫感染的治疗相比，Daisy女士更愿意去证明自己的确感染了寄生虫，导致这种情况的原因很多。一旦有人质疑她在妄想时，她要验证这种想法的愿望就更加强烈。以本书作者的临床经验，越是那些早期以自己的智商为荣的神经精神疾病患者，最后越是容易出现这种情况。想让他们接受可能会有效的治疗来缓解症状是非常困难的。因为困扰他们的不是这些很轻微的症状，而是对这些症状的产生原因没有令人满意的解释。另外，作为医生，你应该尽量设法避免帮他（她）验证自己的想法，因为这样做只会让他（她）更为偏激，走入极端。

病例要点

"无药可救的妄想症"展示了妄想症谱系另一个极端中的一种特殊类型：他们非常对抗，通常从最开始就充满敌意，根本没有办法与之沟通和商量。幸运的是，这些患者相对比较少见，他们之所以成为现在这样，是因为在求医的过程中，他们的妄想屡次被医生们不断地拒绝和否定。作者认为，医生对这些患者的一些积极、正面的态度，可以在一定程度上减少"负面移情"的现象。

弗洛伊德用"移情"一词表述一个人将对父母的终生的感知和情感转移到其他权威人物身上。但是本处使用

"移情"指的是患者将对以前医生的情感投射到你身上,不能与前者相混淆。如果你觉察到患者存在明显的敌意,那么这种"负面移情"将影响你与患者之间良好关系的建立。因此,一定要明确而委婉地提醒患者放弃她心中对你预设的成见。多数情况下,患者会发现自己的负面看法和感觉确实没有根据,有些患者甚至会感到非常尴尬。

但是,还有些患者真的无药可救,他们已经做了大量的关于寄生虫的研究。几乎不可能改变他们的想法。作者曾经遇到过一些对寄生虫研究得透彻之至的患者,他们甚至能预料到医生的治疗方法(比如先试图改变患者的想法,然后争取尝试经验性治疗)。面对这样的患者,目前还没有完美的应对策略,最好的做法是诚恳地表达你的感受,尽量找到一种能够和患者和平相处的方式,"Daisy 女士,我真不能够肯定我们可以找到你的病因,但是,我非常希望可以帮你找到引发这种虫爬、叮咬、刺痛感觉的原因。为了帮助你减轻症状,你可以决定是否服用这些药物。真的,我已经尽我最大的努力了,希望可以改善你的病情"。

（祝行行　译,张海萍　校）

第 15 章

药物所致的蚁行感和寄生虫妄想症

Northwood,男,25 岁,高加索人,自诉被虫子感染。患者经常感觉全身有强烈的虫爬感、刺痛感和被叮咬的不适感觉。除此之外,他既往体健,否认有任何心理压力或情绪问题。进一步了解后,患者承认在过去的两年曾反复、大量的使用可卡因。自那以后,他开始出现这些症状。最初这种不适还可以忍受,但是随着时间和使用量的增加,症状越来越重,直至忍不住去搔抓,经常把皮肤挠破。他的全科医生不能确定原因,因此推荐他到你的心身性皮肤病诊所寻求帮助。

你婉转地提示他可卡因的使用和他的症状出现之间存在着时间的先后关系,很有可能是他发病的原因。然而,Northwood 先生坚持认为"虫子"是存在的,因为还有几个同样吸食可卡因的朋友也出现了类似的症状,说明一定是虫子的感染。经过长时间的解释,你终于说服他转诊进行戒毒治疗。至于蚁行感的症状,如果他心电图结果正常,在下次就诊时你可以给他处方匹莫齐特。几周后,你得知 Northwood 先生并没有去过在康复机构。此后,你多次试图联系患者都没有成功。

病例反思

蚁行感与某些致幻剂,如可卡因、安非他命等毒品的使用有关。酒精依赖者可以出现幻觉,但一般不是在酗酒时期,而是在酒精戒断期间。值得注意的是,一些疾病也会出现幻觉,包括但不限于维生素 B_{12} 和叶酸缺乏、甲状腺异常等等。

可卡因使用者常用"可卡因虫"来描述使用可卡因后出现的蚁行感。幸运的是,大多数毒品使用者知道蚁行感是由可卡因导致,而不是真实的状况。极少数情况下,通常见于慢性吸毒者,一小部分可卡因使用者可能发展为寄生虫妄想症,坚信他们真的被感染。据报道,一对情侣吸食可卡因后出现了相同的幻想症状。上述病例是刻意挑选的,因为 Northwood 先生的认知水平已经开始下降,而那些能清楚地认识到药物是引发其症状的药瘾者是不太可能寻求皮肤科医生帮助的。

重要的是理解 Northwood 先生对于自己吸毒史的敏感状态。如果谈话时的措辞过于生硬和强势,他可能会开始自我防御并且全面否认使用毒品。明智的做法是轻描淡写地询问他致幻药物的使用情况。让患者感觉这是医生询问每个患者全部病史中的一个项目。比如在询问他以往的健康情况(如睡眠、食欲等)、其他非处方药物的使用历史等这些常规的医学问题过程中询问他的吸毒情况,患者会觉得更易于接受。

在治疗方面,首要措施是让这些患者停止目前使用的毒品。如果不戒毒,就无法改变患者目前的状况。一般,长期药瘾者大都存在多种毒品的滥用,就像 Northwood 先生承认除了可卡因之外还使用了麻醉剂。匹莫齐特具有阿片类药物阻断作用,可能会诱发戒断反应,而且其程度取决于患者对毒品上瘾的程度,因此,即使是为了暂时缓解症状,使用匹莫齐特也存在一定的风险。

不幸的是,与酗酒者一样,吸毒者通常拒绝接受帮助。尽管如此,我们仍应鼓励并诚恳地建议患者转诊到戒毒中心。即使这些患者可能不会在指定的时间内遵从医生的建议,但是在经历过接连不断的生活中的困境后,最终他们还是会寻求并接受专业人士的帮助。作者(JK)常用的一个比喻是,就像石匠敲打一块大石头,最初多次的努力可能都没有明显效果,但经过反复敲打后,石头会突然被劈开。这就是说,医生不应因为一些顽固吸毒者最初的抵抗而感到气馁。

(李曼　译,张海萍　校)

第16章

其他妄想性皮肤病

Aaron,女,56 岁,非洲裔美国人,自述 8 个月来感觉脸上总像粘着"蜘蛛网"。最初症状发生时,她没有见到附近有蜘蛛或昆虫存在,患者也不关心是否存在被虫子感染的可能。检查时,患者面部未见到任何原发性皮肤损害,但观察到她不停地用手擦拭面部,好像以此来蹭掉这些"蜘蛛网"。由于这种异样感觉的存在,她不能够专注工作,因此自发病以来就一直处于失业的状态。

访问结束时,Aaron 太太同意接受用匹莫齐特治疗,起始剂量为每天 1mg,以后每月增加 1mg 直至每天 3mg,此剂量继续维持治疗 3 个月。当达到每天 3mg 的治疗剂量时,她的症状显著降低,经过 3 个月的维持治疗,患者的症状完全消失。医生决定逐渐减少匹莫齐特的剂量并积极监测复发(幸运的是,患者症状没有出现反复)。根据最近一次的随访记录,在结束治疗后的一年中,Aaron 太太都没有再出现该症状,并且她已经找到了新的工作。用她的话说,她现在的生活"非常愉快"。

病例反思

在欧洲,寄生虫妄想症(DoP)是单一性症状性疑病性精神障碍（MHP）中最常见的一类疾病。作者遇到了 MHP 中各种各样的情况，包括一些坚信自己脱发的患者（当然，他们实际上并没有脱发）；一些认为自己皮肤太过油腻的患者（实际上并不油腻）等等。幸运的是，匹莫齐特，以及其他的抗精神病药物对大部分的 MHP 相当有效，而且远远超过了单纯控制寄生虫妄想症症状的效果，这是因为该类药物具有非常广泛的抗精神病作用。

以上的凭空感觉到的"蜘蛛网"异物感、感知脱发以及皮肤过度油腻的状况是典型的自我认知障碍。换言之，现实中的存在和患者大脑异常处理后产生的信息之间存在脱节。这可以比喻为：当打开了一个几十年前的"古董"电视机时，产生了双重影像。最简单、快速的修复方法就是通过拍打电视，直到双重影像消失。与之相类似的，抗精神病药物如匹莫齐特的功能就是将外部现实和患者大脑内部对现实的反映联系起来，并进行重置。根据 Aaron 太太妄想症的程度，用适当的方法说服 Aaron 太太尝试匹莫齐特治疗，这跟上述关于 DoP 例子的治疗方案是相同的。

（刘晨阳　译，张海萍　校）

神经症性表皮剥脱——
是否名不符实？

对于"神经症性表皮剥脱"的命名是否恰当,本书的作者尚未统一意见,因为神经症并非是所有表皮剥脱行为的唯一病因。事实上,包括情绪紧张、焦虑和亚临床抑郁症等在内的多种潜在的精神疾病确实会引起患者的过度搔抓,但其他因素也会导致表皮剥脱的发生:比如前文所述的严重的局部皮肤感觉减退也是引起神经症性表皮剥脱的常见原因;还有少数精神病性表皮剥脱观念的患者坚信只有从皮肤上去除异物或病变,自己的病症才能痊愈。

用"神经症性表皮剥脱"将前述全部疾病归因为神经症,既不全面也不准确。对"神经症性表皮剥脱"的诊断必须十分谨慎,一定要深入了解患者的病史。有时仅需几个简单问题即可发现表皮剥脱的诱因,可悲的是我们经常听到患者抱怨大夫们连可以揭示发病原因的最基本、最重要的问题都没有问,却自以为是地认为凡是患者自己制造的表皮剥脱均为精神疾病所致。有些患者甚至不幸地被贴上了诸如"精神病"或"疯子"之类的标签。我们希望医生不要先入为主地进行预判断,一定要认真、全面、深入地寻找患者剥脱表皮的原因。

（王杰颖　译,张海萍　校）

第17章

继发于皮肤感觉减退的神经症性表皮剥脱

Ellington,女,34岁,高加索人,一年来在面部、颈部、手背、手臂伸侧和胸部等容易触及的部位反复出现表皮剥脱。患者曾被转诊至心身性皮肤病诊所,最初诊断为"精神病",值得注意的是全部病历中未发现任何原发性皮肤损害的记录。此次就诊时,面对自己伤痕累累的皮肤,患者显得局促不安、面露羞愧。对于皮损形成的原因,从患者的言谈举止中未能发现任何行为动机。当被问及"究竟是什么原因让你弄伤自己的皮肤"时,患者称"局部存在的强烈的皮肤疼痛"引发了这种情况。

患者将疼痛描述为"如同有人用针扎她""又像同一部位的皮肤被反复电击"。从发病开始,强烈的局部皮肤疼痛就一直是主要的诱因,患者发现弄破皮肤能够暂时地减轻或消除疼痛。无论医生的处方或者患者从药店买的各种外用药,都未能有效地缓解疼痛。看着自己弄伤的皮肤,患者也觉得很可怕,但她实在想不出其他方法能够缓解疼痛。

翻阅患者过去的病历,她曾被诊断为"神经症""妄想症""神经症性表皮剥脱"和"慢性单纯性苔藓、神经性皮炎"。有趣的是,没有一位医生注意到患者的皮肤疼痛是根本的病因。

病例要点

如前所述,因皮肤感觉减退导致的表皮剥脱并不少见。如果是这样的话,患者应首先就诊于神经科,因为包括外周神经病变、早期多发性硬化症在内的许多神经系统疾病均可表现为皮肤感觉减退。此外,三分之一多发性硬化症患者最初仅有皮肤感觉减退,而且并不遵循沿皮节分布的特征。即使是精神科医生,有时也会将早期多发性硬化误诊为精神疾病。

一旦神经科医生确诊患者是神经系统的疾病,那么他(她)应接手该患者后续的诊治,但其实这种情况比较少见。作者(JK)观察到,神经科医生对这类患者并不感兴趣,不会对其进行更多地诊断或治疗。低剂量加巴喷丁或三环类抗抑郁药(TCA,如阿米替林、地昔帕明等)每天 10~15mg 可能有助于缓解疼痛症状。如果加巴喷丁和三环类抗抑郁药无法缓解症状,可以在征得患者同意后尝试选择性 5- 羟色胺再摄取抑制剂(SSRI)。目前尚未证实 SSRI 类药物能够像加巴喷丁或三环类抗抑郁药一样,有效地缓解皮肤感觉减退的症状。

（王杰颖　译,张海萍　校）

第 18 章

继发于潜在抑郁症的神经症性表皮剥脱

Adams，男，27 岁，高加索人，因面部、手臂和双腿表皮剥脱第一次就诊于皮肤科。皮损均位于易触及的部位，如手臂、双腿的伸侧而非屈侧，未发现任何原发性皮肤损害。患者明显抑郁，当被问到为什么他总是不开心时，他回答说："让我心烦的就是我皮肤上的这些问题，没有其他的原因"。医生发现即使再这样问下去，收获也不会更多，于是决定改变话题，询问他的总体健康状况和睡眠状况，结果患者说起自己存在严重的初始失眠（即入睡困难）、中间失眠（即经常在夜间醒来）和终点失眠（即早早醒来，尽管非常疲倦但再难入睡）。

接着患者被问道："你的生活怎么样？"他说："医生，我一直处在被虐关系中，在和女朋友争吵后就开始出现这些皮肤上的问题"。此时患者泪流满面，承认自己生活中的问题有很多。医生给予患者多虑平睡前服用，起始剂量 10mg，以后每 3 周逐渐增加 10~20mg 直至每天 100mg 的抗抑郁剂量。在服药期间，患者的睡眠模式、焦虑和激越性症状显著改善。服用多虑平的抗抑郁剂量后一个月，患者从抑郁症中康复，他的表皮剥脱完全好转。

病例反思

　　潜在的由抑郁症引起的表皮剥脱并不少见。本书作者之一 JK 提出"抑郁症性表皮剥脱"的概念,与神经症性表皮剥脱不同,前者更加强调抑郁症在此类表皮剥脱发病中的重要作用。抑郁症患者有时会称皮肤感觉减退,就像前一例患者的状况;然而,继发于抑郁症的表皮剥脱并不一定都会伴有皮肤感觉减退。如本例所示,这类患者常常否认心理问题是诱发他们搔抓行为的原因,反而更倾向于认为是皮肤的病变引发了自己的情绪问题。

　　在精神病学中,术语"躯体化"指的是患者用生理上的不适作为借口来隐藏其内心严重而顽固、同时又在有意无意回避的心理问题。这种看似扭曲的心理防御机制也有其有利的一面,患者假借头脑中的错误认知得以避免正视自身存在的问题。讽刺的是,因为掩盖了真实病因,阻碍了良好的治疗关系的建立,医生们通常认为这种防御机制是病态的。

病例要点

　　鉴于上述原因,如果你是一位可靠的、正面的、不轻易评判他人生活的医生,Adams 先生可能会愿意放弃自己的防御机制,告知你实情。如果发生这种情况,你必须准备好接受他对心理问题的倾诉并安排多次复诊,以给予患者持续的情感支持。如果患者确实需要进行心理辅导疏导,在征得本人的同意后,建议转诊到精神科。

　　评估失眠状况对于潜在抑郁症患者的诊断也非常有用。在三种类型的失眠中,终点失眠(即患者早早醒来,尽管疲惫也很难再入睡)最可能提示潜在抑郁症的情况。多虑平是一种三环类抗抑郁药（TCA），可强效镇静，具有四重治疗作用（即抗抑郁、抗焦虑 / 激越、抗组胺 / 止痒、安眠）。虽然抗抑郁作用只有在连续每天服用 100mg 以上数周后才能见效，其他治疗作用可在较低的剂量就体现出来。对于任何抑郁症患者，必须评估并确定患者没有自杀的意向。事实上，我们需要每周对患者随访一次，确保患者可以持续获得情感的支持，而且避免了一次处方大剂量多虑平。

当患者确实处在严重的抑郁状态时，他们似乎感受不到表皮剥脱引起的疼痛。面部表情提示了表皮剥脱造成的痛苦，但患者却矢口否认任何相关的疼痛或不适。值得注意的是，作者曾见过的极端病例：患者弄破的伤口深及骨骼却并不感觉疼痛。据推测，可能是患者紧张时释放的内啡肽缓解了皮肤疼痛的感觉。一旦重性抑郁有所改善，弄伤皮肤的行为也会停止，原因有两点：第一，心理问题不再表现为躯体化问题；第二，患者也不再需要从感到皮肤疼痛中获得保护。

（王杰颖　译，张海萍　校）

第19章

隐匿的精神障碍患者的神经症性表皮剥脱

陈先生,72岁,亚裔男性,前臂伸侧布满抓痕。经询问,患者称有"细条"状异物嵌在他的皮肤里,他坚称要取出异物,否则"皮肤无法正常工作"。患者关注细条已长达3年,他前臂的陈旧瘢痕就是佐证。患者同时合并高血压和血脂异常,目前血压控制良好,既往无精神病史。

X线检查和皮肤活检显示患者皮肤内没有异物。但患者并不相信这些检查结果,称细条在X线下不可见,而且因为位置太深,皮肤活检无法探及,所以检查结果都是阴性的。经过充分沟通征得患者同意后,给予匹莫齐特经验性治疗,剂量逐渐从每天1mg调整至3mg,患者症状明显缓解。复诊时陈先生非常高兴,称与服药前相比,他每天消耗在取出细条的总体时间减少,有更多的时间享受生活。服药期间,患者无锥体外系副作用发生。匹莫齐特每天3mg维持治疗数月后,逐渐减量并最终停药,患者妄想症状消失,损伤皮肤的行为完全停止。

病例反思

本案例与前两个案例说明,神经症性表皮剥脱可能由多种潜在的精神疾病所引起,包括但不仅仅限于皮肤感觉迟钝、抑郁和精神病。因此必须非常详细地寻找患者损伤皮肤的原因,只有了解潜在的精神病理学基础,才有助于确定最合适的治疗方案。例如,如果患者主要的问题是皮肤感觉异常,那么最好的方法应该是全面的神经系统评估以及应用镇痛剂治疗。而如果潜在的精神病理学基础是抑郁症,那么一线用药则应该是抗抑郁药,用于减轻抑郁症状以及消除患者损伤皮肤的行为。

病例要点

作者经常遇到类似于陈先生这样典型的病例。如果医生简单地仅仅根据患者的皮肤表现做出诊断,那么很有可能诊断为"神经症性表皮剥脱"。但患者存在持续性妄想,可以被诊断为单一性症状性疑病性精神障碍(MHP)或莫吉隆斯症。值得注意的是,莫吉隆斯症虽不是官方认可的诊断术语,但已普遍被患者和许多医生所采用,以描述患者自称皮肤中可挤出"纤维物质"的状况。合理的一线治疗方案包括匹莫齐特或其他抗精神病药物(如利培酮)。当药物开始起效时,患者通常表现为不再执著于大脑中的妄想,变得不那么容易激动,更能专注于其他活动。然而正如之前在寄生虫妄想症章节中提到的那样,患者可能永远认为自己最初的想法是正确的。

(王杰颖 译,张海萍 校)

强迫症的皮肤表现

通常与那些患有人格障碍、抑郁症或精神病等疾病的人相比，强迫症患者对自身的状况具有更强的洞察力。作为一名皮肤科医生，你可能会遇到强迫症病谱中的多种皮肤表现，包括人工痤疮、拔毛癖（拔出毛发），咬甲癖（过度咬或吃指甲）、剔甲癖（拔指甲）和人工皮炎。此类病症的治疗方案也是多种多样的，包括改善精神状态、非药物治疗（例如行为矫正治疗）、药物治疗或前述方法的联合治疗。

一般来说，以领悟为导向的咨询可能是纠正这类心身性皮肤病最关键的一步。有些患者需要更多的治疗，如非药物与药物治疗相结合以消除患者的强制行为。如果一个皮肤受累的强迫症患者向你求助，他们很可能已经意识到需要停止强迫性思维或行为，并可能朝着这个目标做出努力。对于那些缺乏改变动力、被父母拖进办公室、请求医生帮忙诊治其人工痤疮或拔毛癖的青少年，领悟疗法不会起到很大的作用，与这样的患者建立起一对一的和谐关系是非常明智的，所以可以请其监护人或其他家属出门等候，方便你和患者直接沟通而不必有任何顾虑。

需要特别注意的是：虽然患者向你求助的是皮肤问题，但是对于其自身与皮肤无关的强迫症行为（如常见的洗手过度或收集/囤积习惯），却可能完全没有意识。这些患者需要精神健康专业人士——如精神科医生的帮助，针对表面病症下的深层病因进行治疗。另外需要了解的是,强迫症患者的强制行为往往始于幼年,有些是心理社会障碍的发泄方式(如被虐待、自我形象问题、父母的婚姻冲突等等)。考虑到他们的强迫症行为的整体联系,在征得患者及其家属同意后可进行相关的精神健康咨询,这可以大大提高你所提供的任何治疗方法的效果。

在下面的例子中,我们将展示不同程度强迫症谱系皮肤表现的典型病例,同时能够为读者提供对于累及皮肤的强制行为的治疗方法。

第 20 章

人工痤疮

Phillips，女，23 岁，高加索人，因面部痤疮持续加重近 6 个月就诊，患者自述外用及口服抗痤疮药物，效果不佳。丘疹主要位于前额、两颊及下颌，发展迅速。皮疹多呈红色，中央覆有黄色脓头，部分皮疹愈后形成"丑陋的"瘢痕。患者自述照镜子时看到这些丘疹就忍不住去挤压、搔抓，次数非常频繁。据其母亲描述："她整天都在用手抠脸"。

患者既往体健。从事汽车销售工作，为了销售业绩而常常被迫加班，让她感觉压力较大，一直在寻找一位合适的心理医生，但目前还没有找到。当被问及工作压力增大已经持续多久了，患者回答："大概 6、7 个月。近两个季度我觉得已经无法忍受"。

病例反思

人工痤疮更多见于年轻白人女性患者，表现为挤过的痘痘和瘢痕。由于这是一种自身原因造成的疾病，患者常常倾向于搔抓那些更容易触及到的区域。因此，瘢痕及抓痕在全身的分布规律可以为临床医生提供有意义的线索，如手臂伸侧较屈侧更易累及；大腿前侧较后侧更易累及。

患有人工痤疮的患者,有时其皮损的分布形状类似于背部有双蝴蝶的翅膀,被称为"蝴蝶征"。在蝴蝶征中,患者只有后背上方和两侧的皮肤是完好的,这是由于患者双手不易触及这些区域。患者常常反映在搔抓皮肤前会突然出现强烈的冲动,搔抓结束后则有特别放松的感觉。

病例要点

人工痤疮指对痤疮皮损的挤压、搔抓行为,这是一种心身性皮肤病。主要的病理生理机制在于精神而非皮肤。人工痤疮以对痤疮及表皮轻微异常的皮肤进行挤压或搔抓为特点。这是一种与痤疮有关的搔抓行为的亚型,具有多种名称,例如神经症性表皮剥脱、心因性表皮剥脱、病理性/强迫性皮肤挤压、搔抓癖等。

尽管病损在皮肤,但其实这是一种与痤疮有关的原发性精神障碍。这种障碍轻者可以仅仅表现为一种搔抓或挤压的不良习惯,但这种行为也可能有着更为严重的深层原因。人工痤疮患者存在多种潜在的精神病理学异常,最常见的是抑郁和焦虑。许多患者表示,因为痘痘影响了自己的形象,才忍不住去挤痘,但是挤过的痘痘所形成的瘢痕更影响了外观,对心理产生更多消极的影响,进一步加重患者的社交孤立、抑郁及焦虑情绪,从而形成了一个恶性循环。

大约有 2% 的皮肤科门诊患者被发现存在某种形式的心因性表皮剥脱。发病年龄多在 15~45 岁之间,症状持续时间约为 5~21 年。尽管本病的发作多见于成年期,人工痤疮却是未成年人心身性皮肤病最常见的表现之一。相较于男性,患有人工痤疮的女性患者更多,且患有心因性表皮剥脱的患者中男女性别比例性约为 1 : 8。现有文献中,白种人患人工痤疮的病例报道多于非洲裔美国人或其他人种,但无确定证据表明其分布具有种族差异。此外,这类疾病的终生患病率仍然未知。

患有人工痤疮的患者可合并情绪障碍以及焦虑症,甚至可以表现出严重的心理障碍。其中 48%~68% 的患者可出现情绪障碍,包括重性抑郁障碍、恶劣心境(持续的轻度抑郁)和双相障碍;41%~65% 的患者可出现焦虑症,包括广泛性焦虑障碍、广场恐惧症、惊恐障碍、社交及其他特殊恐惧症、强迫症和创伤后应激障碍。此外,如果患者伴有情绪或焦虑障碍,他(她)们时常会合并其他相关的精神疾病,尤其是强迫 - 冲动谱系障碍,包括躯体变形障碍、饮食失调、物质使用障碍,以及冲动控制障碍,包括盗窃癖、购物狂、拔毛癖。极少数患者还可能出现妄想症的表现。

严重的社交障碍也时有发生。患者通常羞于向医生承认他们的行为。许多文献也有相关报道,包括患者会避免在公共场所暴露皮肤、不愿意去海滩、不愿意参加运动,以及社区活动,甚至影响患者的性行为,他(她)们经常使用化妆品、绷带或利用衣服遮挡、隐藏自己的皮损。

由于精神类疾病的特殊性,尚无实验室检查可以对人工痤疮做出诊断,诊断主要根据临床表现。我们推荐的诊断过程包括详细地询问病史,完整的体格检查,评估患者可能与本病有关的潜在的精神障碍。需要特别注意的是,要准确地评估患者潜在的精神状况,例如是否存在抑郁、焦虑症状以及强迫症。

为了评估患者是否患有重性抑郁或抑郁相关疾病,需要询问患者是否存在抑郁相关的主观及客观症状。主观症状包括但不仅仅局限于抑郁的情绪、过度内疚、快感缺乏、自我否定、绝望、无助以及不明原因的哭泣。抑郁的客观症状则主要以食欲缺乏、食欲过盛、失眠、嗜睡、疲劳、健忘、注意力不集中、易激惹或精神活动迟滞为特点。为了评估患者是否焦虑,需要询问患者是否感觉紧张或焦躁、容易疲劳、难以集中精神、敏感易怒、肌肉紧张,以及入睡困难;为了评估患者是否患有强迫症,需要询问患者是否有矛盾想法及强制行为。有别于妄想症患者,患有强迫症的患者可以意识到自己的行为是消极有害的,而无论其行为多么具有破坏性,妄想症患者都认为他们对皮肤的处置是合理的。

　　根据疾病的特质,针对心理上的治疗可以帮助人工痤疮患者减少破坏性的行为。对于因抑郁导致的人工痤疮患者,可以使用抗抑郁药以及心理治疗;对存在焦虑症状的患者可以使用抗焦虑药物以及心理治疗;抗强迫症药物如帕罗西汀、氟西汀联合行为疗法可减轻合并有强迫念头和强制行为患者的强迫症症状。目前普遍认为,行为疗法对强迫症的治疗比以领悟为导向的心理治疗更为有效。对混合有抑郁症和强迫症的患者,首选 5- 羟色胺再摄取抑制(SSRIs),这是由于该类药物具有抗抑郁及抗强迫症的双重特性。一般,皮肤科常用 SSRIs 治疗合并有精神症状尤其是重性抑郁障碍的皮肤病患者。此外,临床医生需要注意的是,如果患者自己没有控制强制行为的决心,单用药物治疗可能无效——如接诊由父母带来的青少年患者,如果临床医生觉察到父母和孩子之间针对挤痘或者搔抓皮肤的问题存在明显对立的观点时,试着单独与小患者沟通,建立治疗同盟,可能会帮助医生避免成为患者眼中的另一敌对对象而影响治疗效果。

　　有病例报道显示脉冲染料激光照射联合认知心理治疗对人工痤疮有效。最早有学者应用氩激光器治疗增生性瘢痕和痤疮皮损。在一个病例报道中,对两例合并强迫症的人工痤疮患者应用 585nm 脉冲染料激光联合认知疗法进行治疗,有效地阻止了患者对其皮肤的挤压和瘢痕的形成。在该病例中,实用的行为矫正方法包括移除家中的镜子以及避免可能的压力或冲突情况的发生,值得借鉴。

　　最后,生物反馈技术和催眠疗法也被证实可改善人工痤疮和其他心身性皮肤病,亦可应用催眠后暗示的方法对患者进行治疗。在两例病例报告中,经指导,每当人工痤疮患者有挤压或搔抓面部冲动的时候,会想起"瘢痕"这个词语;同时会默念"瘢痕",提醒自己避免再次搔抓,两例中患者症状均得到缓解。认知行为疗法成功的病例报告还包括厌恶疗法和习惯消除的疗法,厌恶疗法是把自我伤害的行为与令人厌恶的刺激相关联以发挥作用;习惯消除的过程包含首先使患者意识到自己的搔抓行为,告知患者这类习惯的消极社会影响,以及形成新的替代习惯,比如紧握拳头以防止自己搔抓。

面对人工痤疮患者,重要的是根据患者的临床表现,对患者进行详细的病情检查,发现潜在的精神方面的病因,与患者密切合作,了解其内心的特殊需求,与之建立牢固的治疗联盟,这样可以显著地改善治疗效果。

（高秋琳　译,张海萍　校）

第21章

拔毛癖

Tracy 是一位外貌姣好的 16 岁非裔美国女孩，因为脱发逐渐加重，父母带她来到皮肤科就诊。经检查，发现头部三处不完全脱发斑片，分布不对称、边界不规则，分别位于近前发际线处、头顶右侧及左后发际线处。脱发区的分布和形状很特别，医生考虑脱发是由自身行为导致的。在问诊过程中，这个十几岁女孩的父母回答了所有的问题，而她本人却一直保持沉默，并流露出怨恨的表情。当被问及她是否有拔头发的行为时，她简短地回应："没有"，并拒绝进一步作出解释。Tracy 声称对父母让她就医的行为感到愤恨。既往史无特殊。

接下来，你礼貌地要求 Tracy 的父母离开诊室，在外面等待。在更为直接、私密的短暂交流中，她向医生透露她确实在拔头发。因此，她被诊断为拔毛癖。Tracy 同意定期、单独的随访。父母一回到诊室，你诚恳地向他们解释，在以后的诊疗中需要一对一的面对患者，他们欣然地接受了你的建议。在随后的一系列随访过程中，她从一开始对你的怀疑和沉默，变为最终自愿告知其拔头发行为和她个人生活中其他方面的信息。

同时你发现：明确、重复地表明你无意在她的生活中代表另一个"权威人物"对整个诊疗都很有帮助。她的病史变得更加完整和准确,包括在遭到异性的拒绝后她开始拔头发。她还讲了一些作为一名青少年的其他的情感挑战,例如,她对于自尊和个人身份的不安全感。很明显,很多异常行为都是自动发生的;因此,她没有觉察到拔头发发生了多久。

当开始提及对拔毛癖的治疗时,Tracy 同意接受精神卫生专业人员的心理治疗,随即为她安排恰当的转诊。此外,你推荐她戴一个可以整点报时的电子表,时时提醒她不去拔头发,她照做了。渐渐地,她注意到自己的手不再接近头部。如果闹钟响起时她正有意无意地拔头发,她会按照你的要求:停止拔头发,拿出笔,在一个袖珍笔记本中记下发生本次行为可能的诱因。

你看到:引起 Tracy 拔头发的原因真的是多种多样,包括:厌烦、内心的冲突(即想到了一些不愉快的事情),或外界(即现实生活中)的压力。即使有时没有明显的诱因,电子表提醒她去思考这一过程本身,就已经有效地帮助她减少了拔头发这种行为。终于,经过持续的心理治疗和不断提高认知这两方面的调整,Tracy 的拔毛癖得到了控制,秃发区重新长出了头发。而更重要的是,和以前相比,她更加快乐,自我调节的能力也增强了。

病例反思

尽管许多拔毛癖患者(图 21.1)承认这种情况是自己造成的,但在有些情况下,医生得到的答案却是患者的断然否认。尤其当你面对的是一个逆反期的青少年及其强势的父母时,那么这种否认就更加难以突破。在如上所述的情况下,最关键的问题是你能否单独与患者建立治疗关系,这就意味着需要请其家长离开诊室,接下来你可以与患者明确、主动的沟通,告诉她你无意成为另一个权威人物并命令她必须做什么。当然,这种沟通需要非常的真诚。

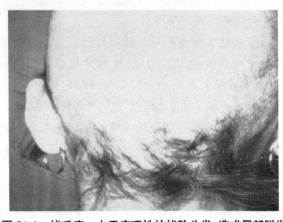

图 21.1　拔毛癖。由于病理性的拔除头发,造成局部脱发

一旦建立了治疗关系,那么你就可以了解患者究竟发生了什么。如果发现患者的病因是潜在的精神障碍,比如抑郁症或某种程度的强迫症,可以使用抗抑郁药或抗强迫症药物。然而,在本例中,患者的拔毛癖是由于现实生活中的人际关系和一些成长过程中的困扰所造成的,因此,推荐心理咨询或心理治疗。一般来说,心理咨询与心理治疗更适合于有明确问题需要讨论的情况,而药物治疗更适合于出现内源性的精神病理性疾病的情况。值得注意的是,药物对于由情境障碍引起的病症也是有效的。

很多情况下,患者拔头发的行为是习惯性的、无意识的,尤其是病程比较长的患者。在不提高患者自我认知的情况下去纠正这种自发的无意识的行为是非常困难的。为此,本案例创造性地采用整点报时的电子表,用来提醒患者注意自己拔头发的行为。作者观察到,在极少数情况下单独使用这种方法足以完全终止这种行为。不幸的是,大多数患者仍然需要除了增强自我认知以外的其他干预措施,如非药物治疗或药物治疗。

在非药物治疗方面,我们想强调一项涉及行为矫正的技术。你可以帮助患者直接关注那些强迫念头,并通过"5分钟法则"学习重新获得控制强制行为的能力。首先,要求患者一天中尽可能多的注意强迫念头的发生。一旦他们能够注意到强制行为,让他们在接下来的想法和行动之间设置 5 分钟的时间间隔。我们的目的是等待患者摆脱强制行为后再去执行下一个动作。所以最初患者在等待间隔结束后仍然会有一些强迫动作是可以理解的。此外,对于一个非常强烈的冲动来说,如果 5 分钟太长的话,你可以将间隔时间修改为 3 分钟,甚至从 1 分钟开始。当患者完成训练时,你可以阶梯式的延长时间间隔,逐渐增加更多的分钟数,直到冲动行为发生时他们所能忍受的时间,而这也意味着他们正在学习不按自己的冲动行事。

（韩秀峰　译,张海萍　校）

第22章
躯体变形障碍

Rose，女，36岁，是一位魅力四射的高加索人。因近2年面部"出现大量雀斑"来诊。患者叙述雀斑持续增多，自己必须反复查看斑点，每天在浴室里耗费数个小时，造成了巨大的心理压力。既往身体健康，没有其他合并疾病，平时不服药，否认服用过致幻剂。体格检查：皮肤未见任何明显皮疹，非常健康，堪称完美。然而，患者却说她为自己的雀斑感到抑郁，已看过几个皮肤科医生和整形外科医生。

虽然很可能是妄想症，之前的医生并没有简单粗暴地说出 Rose 女士皮肤没有雀斑这一事实。她开始接受治疗，每日 20mg 帕罗西汀（百可舒），连续数月，没有出现副作用，但症状也没有改善。鉴于她仍处于抑郁状态而且还有检查自己皮肤的冲动，你决定将帕罗西汀的剂量每三周增加 10mg，最终达到了美国 FDA 批准的用于治疗强迫症（OCD）的最大剂量——每日 60mg，维持此剂量数周后，患者的抑郁和冲动均得到很大程度的改善。同时，她又能回归正常的工作和生活了。

病例反思

躯体变形障碍（BDD），类似于寄生虫妄想症，是一组由不同程度的精神障碍组成的疾病谱系，轻则仅有轻度的感觉障碍，重则出现躯体变形妄想。实际上，如果患者完全表现为妄想，有一个更专业的术语来形容——"变形妄想"。目前的挑战是将极端的强迫症与妄想障碍鉴别，有时候很难将两者区别开来。一般来说，典型的妄想症患者的想象更详尽、更全面，而且不会流露出歉意或者尴尬，但典型的强迫症患者可能还会保留部分的自知力。

病例要点

Rose 对自己的雀斑并没有一个全面、详细的想象，而且她对自己的精神状态有部分的觉察力。因此，作者倾向于给她强迫症的诊断，而非变形妄想。首选的干预措施是逐渐增加帕罗西汀的剂量而非增加另一种抗精神病药物。尽管美国 FDA 推荐帕罗西汀的每天最大剂量用于治疗抑郁症是 50mg，治疗强迫症是 60mg，但有些医生有时治疗强迫症的剂量远远低于治疗剂量，这可能是由于误解为使用等量的抗抑郁的剂量会对强迫症产生相同的疗效；然而在精神科，众所周知的是，同种抗抑郁药治疗强迫症的剂量远高于治疗抑郁症。就像本例患者展示的那样，Rose 最初只使用了每天 20mg 的帕罗西汀，因此，我们只是增加剂量以达到治疗效果。

一旦患者不再被雀斑和反复检查皮肤的强迫性念头所困扰，问题就解决了！但这不意味着她能够自动改变她内心认为皮损客观存在的信念。就治疗目的来说，她是否相信皮疹存在已经与你无关。同样的，本书作者建议不要让她或激发起她再次面对自己对皮肤始终没有问题这一事实,否则有可能会破坏将来治疗过程中你和 Rose 之间的医患关系。

(周田田　译,张海萍　校)

第23章

人工皮炎

Conor,18岁,男性,高加索人。双侧前臂和小腿上有形状奇特的皮肤溃疡,其边缘陡峭且锐利,部分皮损愈合形成瘢痕,提示病程慢性。患者无其他疾病,目前未接受任何治疗。对于皮损的起因,患者只提供了非常模糊、不合逻辑的描述,既不承认也不否认自身诱导的因素与发病的关系。

值得注意的是,Conor几年前曾咨询过精神科医生,医生考虑其可能具有分裂型人格障碍。患者自述对魔法及超自然现象感兴趣,朋友极少,与父母同住,近几年失业在家。为了预防溃疡感染,医生给予了外用及口服抗生素治疗。最为重要的是,患者每次复诊时,医生并不给予任何主观的判断,只是针对皮损提供客观的建议。

经过几次这样建设性的沟通后,患者终于说明了他自我伤害行为的根源,一直以来,他被一种"认为自己并不真实存在"的强烈的不适感所折磨。这种"非真实感",迫使Conor开始伤害自己,只有在出现疼痛和出血的时候,他才能确证自己的真实存在。不幸的是,这种强烈的非真实感最终还会重现,患者必须不断重复伤害自身的行为以感受真实。

病例反思

人工皮炎需要与神经症性表皮剥脱症进行区分,鉴别要点包括:首先,皮损产生的方式不同,神经症性表皮剥脱症的皮损由患者的搔抓产生,而人工皮炎的患者则使用多种方式造成皮肤损害,包括用刀等尖锐物体切割皮肤、向皮肤内注射化学物品甚至粪便、用燃烧的烟头烧灼皮肤等;其次,两者的精神病理状况也不相同,与神经症性表皮剥脱症的患者相比,人工皮炎的患者更频繁地经受着各种极端的强烈不适感(如沮丧、焦虑、压力等),就像本例患者所经历的那样。

值得注意的是,诊断人工皮炎时必须认真地区分诈病与确实存在着精神疾病的患者。不可否认的是,部分患者会为了某些现实的利益而伤害自己,造成一些奇怪的皮损,比如为了残疾人补助、保险金赔偿、获得同情或操控他人。如果说患者对这些利益表现出认真并清晰的企图,那么极有可能是诈病。不管是从身体上还是心理上来说,诈病并不是真正意义上的生病,不能诊断其患有人工皮炎。事实上,如果为了获得保险金、残疾人补助或赢得诉讼等经济利益而诈病,这种情况属于犯罪,应该移交法律部门处理。

在上述病例中,一般人很难理解这种人工皮炎产生的原因。患者已明确表现出精神性症状时,建议转诊至精神科。患者起初并不愿意讲述皮损产生的真实原因,这时医生不宜当面揭穿,因为可能会导致患者产生更多的防御。一般来说,人工皮炎的患者表述的病史大多比较模糊且不合逻辑,就像 Conor 表现的这样,这种病史被称为“虚假病史”。

当患者最初持防御态度时,建议避重就轻,不要过分强调这个话题,而应该秉持鼓励和客观的态度与患者互动。

主要目的是为了让患者敞开心扉,讲述自己患人工皮炎的真实原因,并从内心接受精神科医生或其他心理医生的专业指导。为了达到这个目的,必须要求医生具有较强的人际交往和沟通能力,只有这样才能与患者建立良好的医患关系。遵循药理学治疗原则,针对患者的皮损应给予药物镇痛并预防溃疡感染。一般来说,像 Conor 这样的患者,在接受精神科医生给予的精神治疗或精神 - 药物联合治疗几个月后,人工皮炎引起的症状都能恢复。

（朱晓宇　译,张海萍　校）

皮肤病的心理压力

已发现很多精神性皮肤病的病例,其精神病理学异常是引起皮肤症状的原因,因此针对潜在的精神疾患的治疗可以有效地缓解甚至完全治愈其皮肤问题。尽管尚不能证明两者间的因果关系,但通过本章节的病例反思,希望医生们深入地思考,如何让患者意识到他们的皮肤疾病与其社会心理和精神障碍之间存在的时间顺序关系。例如,当出现新的银屑病复发时,患者正经历的无法忍受的巨大的精神压力,此时很难确定地说银屑病的复发与精神压力存在因果关系,但也很难否认两者间的关联,我们把这种情况称为:心身性疾病,专指患者生活中的社会心理障碍及与其先后出现的躯体性疾病。

表24.1 中列出了皮肤病学中常见的心身性疾病(见第24章)。

心身性疾病中的"心身"和"身心"

要分析社会心理压力和皮肤疾病的关系,就需要了解压力的来源到底是精神因素还是生理因素。"心身"是指由外因导致的心理困扰,使得皮肤出现异常或原有皮肤病加重。这种外因包括但不仅仅局限于患者在社会生活中遇到的困难,一般来说,这种困境能够被觉察或者事先即已存在;"身心"是指慢性、持续存在或不断恶化的皮肤疾病本身引发了患者的心理问题。当患者在皮肤科门诊向医生叙说自己皮肤的问题时,会变得不安,这就是一个典型的心身性疾病的"身心"问题。

在心身性皮肤病中,心理因素和躯体疾病之间互相影响,形成一个恶性循环,我们将在接下来的三个病例中阐述这点。主要目的在于:①帮助医生提高对常见心身性疾病的鉴别与处置的能力;②协助医生制定有效的治疗计划,打破心理困扰和躯体疾病之间的恶性循环。

第24章

多汗症和焦虑症

Lewinsky,男,29岁,从记事起就一直因出汗过多而烦恼。15岁时全科医生诊断其为慢性多汗症。此后,曾用多种局部干燥剂进行治疗却效果不佳。他说,每天都能感到汗水不受控制地从他的脸颊、手掌和足底滴落。在精神状态评估时,发现患者曾有一段未经治疗的焦虑病史,且与多汗的发作有时间上的相关性。据患者透露,他在焦虑和不可控制的多汗症状出现的一年前,曾遭遇过一次持枪抢劫,那一次,他"被枪口指着"。从那时起,任何潜在的危险征兆都会引发与那次武装抢劫事件中经历过的相同的恐惧和紧张。

医生决定使用苯二氮䓬类的药物——阿普唑仑开始治疗。经过试验性的药物治疗后,Lewinsky的焦虑症发作次数减少,程度减轻,与之并发的多汗症的症状也有所缓解。由于焦虑症和多汗发作仍在持续,医生在治疗方案中增加了三环类抗抑郁药——多虑平。经过6个月的联合治疗,患者的症状消失。他开始与一名心理治疗师一起研究能够感知焦虑的征兆以及减轻焦虑状况的方法。又经过了6个月,他非常自信地与医生讨论后决定,依次将阿普唑仑、多虑平缓慢、谨慎地减量。根据最近一次的随访显示,患者的焦虑障碍和多汗症控制良好。

病例反思

Lewinsky 经历的焦虑症属于创伤后应激障碍（PTSD）。他的多汗大多发生于每一次创伤后应激障碍之后，引发患者多汗症的原因有两种可能：一是他的焦虑发作加重了原发性汗腺疾病，或者是焦虑发作中的恐惧因素引发的异常的生理反应表现（表 24.1）。多汗症除多汗以外还有其他焦虑的主观和生理症状（表 24.2）。所以一定要全面、细致地询问病史。

表 24.1　常见的身心性皮肤病

特应性皮炎

汗疱疹

钱币状湿疹

酒渣鼻

痤疮

荨麻疹

银屑病

神经性皮炎

肛周瘙痒症

表 24.2　焦虑的主观和生理症状

主观症状	生理症状
压力	肌肉紧张
紧张	气促
烦乱	心悸
难以放松	非运动或锻炼导致的出汗
	常有非饮水过多导致的尿频

　　如果仅有多汗症，一般很难控制。这个病例很有特点，用传统的皮肤科的治疗方法，效果都不明显。因此只要有可能减少患者的多汗，焦虑症就应该得到充分的治疗。

病例要点

　　焦虑症有两种治疗方法，一种是药物疗法，另一种是行为心理疗法，两者并不矛盾。行为心理疗法包括提高对焦虑发作的意识和有效的放松练习，可以根据每个人的生活方式和兴趣定制。此外，像催眠术和意象疗法这些非传统方法也可能适用于一些患者。一般来说，行为心理疗法几乎只对有心理问题的患者有效，许多情况下将其作为单一疗法不如联合药物治疗有效。

　　抗焦虑药物包括两类：快速起效的有镇静作用和潜在成瘾性的苯二氮䓬类，缓慢起效的无镇静作用及诱发成瘾的苯二氮䓬类。在快速起效的苯二氮䓬类药物中，阿普唑仑优于像地西泮和氯氮䓬这样的传统药物，因为它的半衰期相对较短且代谢可以预测。地西泮和氯氮䓬的长期使用会导致药物及其活性代谢产物的蓄积，导致昏睡状态，从而对许多患者和他们的家人造成困扰。

　　由于半衰期短，在患者下次用药前其体内的阿普唑仑大部分被消除了。因此，与口服皮质类固醇需减量相似，这种药物减量的过程一定要缓慢。突然终止阿普唑仑的治疗可能会导致焦虑症状的复发。所以，没有经验的大夫很可能会误将复发认为是药物依赖的表现。

　　阿普唑仑有多方面的优势，但皮肤科最常用的剂量是0.25mg、0.5mg 和 1mg。一种经验性的用法是从极低的剂量开始缓慢加量到可以减轻焦虑症状却不引起副作用的合适剂量为止，大夫可能会建议患者将 0.25mg 的药片掰成两半，每次半片，每天 4 次。如果焦虑症不是情境性的，而是诸如创伤后应激障碍这样的慢性疾病的一部分,剂量增加的过程可能会持续很长一段时间。阿普唑仑不应开给有药物成瘾史的患者。大夫应建议患者在服用阿普唑仑期间避免含酒精饮品的摄入,这也是使用所有苯二氮䓬类药物的警告。

（赵思雨　译,张海萍　校）

第25章

特应性皮炎与重性抑郁障碍

Reed,女,45岁,慢性特应性皮炎患者。自诉在大学期间皮疹曾反复发作。那时皮损主要位于四肢伸侧,表现为形状不规则的红斑,瘙痒明显,这种情况在考试期间加重。大学毕业后皮炎好转,大约有10年没有任何发作。但是在过去的十二、三年中,这种情况发生改变,她的皮炎又开始间断发作,最初病情较轻,而且进展缓慢。此后,发作越来越严重,越来越频繁。此次就诊时,患者四肢密布着环状排列的鲜红色渗出性丘疹,触之皮肤温度增高。患者自述每天会在皮损区域使用0.1%的曲安奈德乳膏及润肤剂。像她这样严重的特应性皮炎病例,以前你还真没遇见过。

当问及她整体的情绪状况和日常生活时,她的表现和之前大不一样,语速迟缓,即使对你非常简单的问题的反应都慢了一拍。她承认过去的一个月,自己身心俱疲,甚至每晚都无法入睡。被问及是否体重减轻,她回答说:"我不确定,但我最近确实没有什么胃口","同时"她说,"即便一天中没有什么大事,我的心情也会波动很大,有时候,我真的很伤心,没有缘由地就会哭泣,突然间一下子,我又感觉还行"。根据患者的症状及体征,你在考虑这个患者可能存在抑郁。进一步询问,

Reed 女士告诉你,她的丈夫失业了,这使得家里的情况变得更加糟糕,他们的婚姻确实存在问题,这已经有好几年的时间了,稳定的经济来源是维系他们家庭关系的唯一的纽带。此时,她哭出声来,你伸手递了一张纸巾给她。

病例反思

根据《精神障碍诊断和统计手册》(第 4 版)(DSM-IV),我们的患者符合重性抑郁发作(MDE)的标准。抑郁症的心理障碍和躯体化症状是患者特应性皮炎病情加重、病程延长的原因,因为发病原因持续存在,疾病一直在进展,症状持续存在,使原本有效的传统的皮肤科治疗显得无效。因此,联合使用抗精神病药物、行为心理治疗以及皮肤科治疗,将有助于改善患者的病情。

建议给患者兼具镇静和止痒作用的抗抑郁药物(如多虑平)以及抗焦虑药物(如阿普唑仑)。由于患者正经历财务和婚姻的双重危机,承受着巨大的压力,阿普唑仑有助于控制患者可能存在的急性焦虑发作。而且,由于患者存在入睡困难,无法享受正常的睡眠周期,阿普唑仑的镇静作用对她刚好是一个好的"副作用"。同时,建议转诊给心理医生或其他行为治疗专家,通过治疗减少患者的搔抓行为,避免因搔抓行为加重特应性皮炎的病情。行为控制练习包括:当患者想去搔抓时,尽力把双手放在口袋中,或者用闲着的手去挤压一个压力球,一直到搔抓冲动结束。指导 Reed 女士继续用局部类固醇治疗,同时可以随时使用润肤剂。另外,你还给她处方了一支外用抗生素软膏,以减少微生物定植,降低皮肤发生感染的风险。

病例要点

患者目前的抑郁很可能与她生活中经历的多重问题有关,同时也可能是她特应性皮炎加重的原因。另外,反复发作的特应性皮炎本身还有可能是她精神病理学的躯体化表现。需要指出的是,无论你如何诊断她的疾病,患者心身障碍的全部三个因素(患者的 MDE、皮肤问题、生活事件问题)形成了一个恶性循环,为了获得最佳疗效,需要分别单独针对解决(图 25.1)。

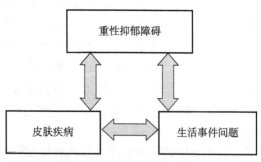

图 25.1   特应性皮炎和重性抑郁障碍的恶性循环。箭头表示造成患者的心身障碍的三个主要因素之间的相互关系

表 25.1 包含来自 DSM-IV 的信息,有助于进行“重性抑郁发作”的诊断,这是精神病学的专业术语,专指那些经药物治疗可以改善症状的病例;与之相对的为“抑郁症”,则指那些症状较轻的病例。只需确定五种症状即可做出诊断;但是,为了使发作符合 MDE 的诊断标准,主观和生理症状必须同时存在。

MDE 的主观症状包括看似无缘由的哭泣或者悲伤、持续抑郁心境、快感缺乏(无法从正常可以产生快乐的活动中感受快乐)、过度内疚、绝望、无助,以及觉得自己没有价值。MDE 范围的躯体化症状包括睡眠模式的改变(夜间失

表 25.1　重性抑郁发作(MDE)的主观和生理症状

主观症状	生理症状
抑郁情绪(有或没有哭泣)	疲劳
兴趣缺失	失眠(夜间)
过度内疚	嗜睡(白天)
无助感	食欲紊乱
绝望	注意力不集中
觉得自己失去价值	记忆力障碍
自杀意念	精神活动激越或迟滞
	便秘

眠以及白天嗜睡)、食欲或者饮食习惯改变(低食欲,没胃口,或者食欲亢进导致摄食过量)、注意力不集中、记忆力减退、疲劳感、精神活动改变(激越或迟钝),以及便秘。患者可以被进一步归类为具有"激动型"抑郁症或"迟钝型"抑郁症,前者指被刺激时会变得不安和容易激惹,后者多表现为缺乏精力,语速及思维缓慢等等。许多由于抑郁症导致的神经症性表皮剥脱的患者或者因 MDE 加重的慢性皮肤炎性疾病患者,属于"激动型"的 MDE 亚类。

当试图诊断抑郁症的时候,应该了解到,尽管一些患者表现出悲伤甚至容易哭泣,但有时他们会否认感觉抑郁。这或许源于社会对"抑郁"诊断的歧视,或者处于这种状况的人们通常会选择否认去防御性地应对。如果你遇到的是一个典型的 MDE 病例而患者却坚决否认,请不要和患者争执,而且尽量避免与患者陷入争论的局面,尤其像面前这样敏感的患者。如果没有和患者建立良好的关系,很难劝说患者接受心理(行为)治疗或者精神药物治疗。

比较有效的方法是,重视睡眠和食欲的变化这类可以诱发严重抑郁症的躯体化症状的原因。为此,我们采用了本章开始时介绍的方法，让患者觉得这些问题是关于她健康状况的常规问题。接下来，你可以进一步询问患者"你生活（工作）中的状况如何？"从而引导患者讨论她的生活事件。做到这点之后，患者可能会意识到她的人际关系是她产生心理障碍的一个原因，与此同时，你已赢得了她的进一步配合。

关于使用多虑平缓解患者的症状，请记住这类传统的三环类抗抑郁药的副作用，包括心脏传导阻滞、体重增加、直立性低血压和抗胆碱能作用。QT 间期延长（可通过 EKG 检查的结果记录下来）可以导致严重心脏不良事件的发生。请遵循最新的指南以确保这种药物正确的管理和监测。通常，已知具有心脏传导阻滞的患者或者老年患者在开始治疗前必须接受 EKG 检查。如果存在节律异常，那多虑平将不适用于这个患者。

选择性 5- 羟色胺再摄取抑制剂（如氟西汀、舍曲林、帕罗西汀等）是新型抗抑郁药，没有多虑平和其他三环类抗抑郁药的副作用。因为达到治疗所需剂量的逐步增量的步骤更少，临床使用起来会更加方便。由于心脏传导不受影响，他们通常可以安全应用于老年患者以及那些既往有心脏传导阻滞的患者。但是它们有不同的不良反应，包括性欲减退、勃起障碍、恶心、腹泻和失眠等。

（张艺丹　译，张海萍　校）

第 26 章
银屑病与过度压力

Erica 是一个 19 岁的大学生,因慢性斑块型银屑病的严重暴发而就诊。她描述病变部位瘙痒剧烈,以致于她需要在夜间服用抗过敏药物帮助入睡。患者担心自己下个月即将进行的英国文学和生物进化学(两门都极具挑战的科目)期末考试可能会通不过。尽管她十分努力地准备,考前的自我评估仍显示她每科考试的成绩均处于后 50%,这让她十分沮丧。此外,她是大学的拉拉队队长,由于共事的另一个队长退出了项目,她的任务在过去的几周里翻了一番。

在诉说自己的困境时,Erica 强忍住眼泪。她在家里是三个姐妹中最大的,一直承受着全家的期望,这给她带来了巨大的压力,她要做家里妹妹们的榜样。但随着事情的增多和压力的增大,她的自信正在迅速减弱。体格检查显示境界清楚的鲜红色斑块,伴随厚重的云母样鳞屑,对称的散在分布于四肢、后背和臀部。她小腿的斑块上可见有明显的血痂,Erica 解释说这是因为瘙痒特别严重,她自己总是不停地搔抓造成的。

患者以前曾经历几次非常严重的复发,使用强效局部类固醇及短期接受甲氨蝶呤,病情得以控制。除了这几次严重的发作,一般她每次局部使用中效类固醇联合卡泊三醇乳膏,效果都很好。Erica 从网上得知,如果多次使用甲氨蝶呤以及其他系统性药物,将会对她的内脏造成损害。因此她请求医生这次不要开任何口服药。患者最近每天的日程安排都非常紧凑,因此也不适合按时接受光疗。考虑到患者的意愿以及本次爆发伴随的紧张情况,你建议她可以进行 4 周的心理治疗,同时外用强效局部类固醇激素。她同意尝试一下这项经验性治疗,并要求转诊至心理医生。

两周后,Erica 回来复诊,自述她很享受心理咨询的过程,心理医生帮助她解决了很多问题。每周 3 次定期咨询,配合连续两周每天坚持局部外用类固醇软膏,她的皮肤病变状况已经显著改善。你祝贺了 Erica,并让前台安排两周后继续随访。

病例要点

要阐明心理压力的作用以及理解它是如何影响机体健康的过程是个非常艰巨的任务。可以关注一下事件发生的时间顺序,Erica 每次的银屑病复发或加重前,在她个人生活中都会发现压力巨大的事件。你可以决定是否针对这种过度压力进行干预。如果考虑 Erica 的要求,常规银屑病的治疗就只剩下局部用药,而你知道她目前的皮肤状况需要的绝不仅仅只是局部治疗。强效局部类固醇联合减压治疗没有任何弊端。如果你决定采取这样的方式,只需为患者转诊至心理科并跟进后续治疗,以确保她可以从中受益。

与精神科医生的合作

除了一些确实存在着比如压力过度或存在抑郁状况的有心理问题的患者，你有时会遇到真正的有精神疾病的患者（例如重性抑郁障碍，精神分裂症，惊恐障碍等等）。诊治这些精神疾病患者不仅有可能损害你与患者建立的关系，有时也会影响你对他皮肤疾病的治疗效果。因此很有必要咨询精神科医生，请他们根据患者的精神状况进行恰当的治疗。如果患者想请你咨询一下精神科医生，我们希望你已经准备好、选择好，并且你和他们的合作过程非常顺利。请记住，在与精神科的合作过程中有机会，也还是会有陷阱的，我们希望通过以下的讨论可以帮助你尽可能减小或者避免这些陷阱。

一般说来，精神科医生有多种关于精神病理学治疗的理论，从心理治疗、催眠疗法、行为疗法到精神药物治疗。那些极力推崇"精神动力学"方法的人士倾向认为心理冲突是导致大多数心理问题和精神疾病的根本原因。根据这一思想学派，使患者情感或精神状态正常化的药物可能会掩盖他们精神病理学的真实症状，从而使患者的心理冲突难以处理。此外，精神动力学疗法的推崇者们往往不信任那些用于帮助精神科医生诊断某些精神状况的心理测量量表。

与此观点截然不同，另一些精神科医生认为精神病理源于人类大脑中异常的生化反应，而不是心理冲突。关于精神疾病的诊断，生物学出身的精神科医生通常愿意采用更加规范的方式，包括引用 DSM-IV 中的定义以及各种定量的心理测量工具。在治疗方面，他们倾向于采用精神药物治疗，而不以情感咨询或者心理治疗为主。针对可能影响患者情感和认知障碍的生化过程为靶点，并认为一定可以纠正患者的精神病理学的症状，这当然也包括他们的心理社会障碍。

作为一名皮肤科医生，你既应该知晓上述极端的观点及其各自的精神病理学治疗的方法，也要了解在这两者之间的其他理论。更重要的是，请记住，尽管我们非常愿意帮助我们的患者，但是大多数（如果不是所有）皮肤科医生在诊断和治疗有精神问题的患者方面能力有限。因此，有必要选择那些愿意帮助你照顾心身性皮肤病患者的会变通的精神科医生，而不是那些说话模棱两可、充满推测以及精神病学术语却没有任何适当建议的精神科医生，相比后者，在与这些医生的合作中，你和你的患者将会从中获益更多。

心身性皮肤病患者很少寻求精神科方面的帮助，主要有两个原因：第一，这种患者可能否认精神病理学和他们的皮肤状态有关系。第二，即使他们意识到需要去咨询精神科医生，与之相关的来自于社会的歧视（例如，被贴上"疯子"的标签）又一次次地阻止了他们。由于这些因素，你可能会遇到一些在业内声誉良好的精神科专家，而其在心身性皮肤病领域仅有有限的知识或者经验。或者，他们对于患者的精神病学方面的诊断与你的不同。在转诊单中，你应该详细写明相关心身性皮肤病诊断的背景以及依据，并包含你希望精神科医生帮助你完成的治疗计划中的具体目标。有些领域，接诊的精神科医生可能也并不熟悉，或者有些内容是他们认为属于已经过时了的信息，所以请准备好相关心身性皮肤病的文献作为进一步解释的论据。一个例子是使用匹莫齐特，这种药物在精神科几乎完全已被新型抗精神病药物代替了。

可以将精神科医生作为你团队的成员之一介绍给患者，这样容易让患者与精神科医生建立联系，而又没有感觉被你忽视。可能会有精神科医生十分友善，同意在皮肤科诊室里咨询患者的特殊情况，但是这种情况比较少以，所以应该在向患者提出建议前考虑清楚。有一个随和、变通的精神科医生将会使你的生活更加轻松,最终对你的患者大有裨益。

（张艺丹　译,张海萍　校）

参考文献

1. Levinson W, Roter DL, Mullooly JP, Dull VT, Frankel RM. Physician-patient communication. The relationship with malpractice claims among primary care physicians and surgeons. JAMA. 1997;277(7):553–9.
2. Hickson GB, Clayton EW, Githens PB, Sloan FA. Factors that prompted families to file medical malpractice claims following perinatal injuries. JAMA. 1992;267(10):1359–63.
3. Vincent C, Young M, Phillips A. Why do people sue doctors? A study of patients and relatives taking legal action. Lancet. 1994;343(8913):1609–13.
4. Brenner RJ, Bartholomew L. Communication errors in radiology: a liability cost analysis. J Am Coll Radiol. 2005;2(5):428–31.
5. Renzi C, Picardi A, Abeni D, et al. Association of dissatisfaction with care and psychiatric morbidity with poor treatment compliance. Arch Dermatol. 2002;138(3):337–42.
6. Forster HP, Schwartz J, DeRenzo E. Reducing legal risk by practicing patient-centered medicine. Arch Intern Med. 2002;162(11): 1217–9.
7. Uhlenhake EE, Kurkowski D, Feldman SR. Conversations on psoriasis–what patients want and what physicians can provide: a qualitative look at patient and physician expectations. J Dermatolog Treat. 2010;21(1):6–12.
8. Jackson SA. The epidemiology of aging. In: Hazzard WR, Blass JP, Ettinger WHJ, Halter JB, Ouslander JG, editors. Principles of geriatric medicine and gerontology. 4th ed. New York: McGraw-Hill; 1999. p. 203–25.
9. Kinsella K, He W. Census Bureau, international population reports, P95/09-1, an aging world: 2008. Washington, DC: U.S. Government Printing Office; 2009.
10. Wykoff RF. Delusions of parasitosis: a review. Rev Infect Dis. 1987;9(3):433–7.
11. Skott A. Delusions of infestation. Reports from the psychiatric research center. No. 13. Göteborg: St. Jörgen's Hospital,

University of Göteborg; 1978.

12. Wilson JW, Miller HE. Delusion of parasitosis (acarophobia). Arch Derm Syphilol. 1946;54:39–56.

13. Koo J, Lee CS. Delusions of parasitosis. A dermatologist's guide to diagnosis and treatment. Am J Clin Dermatol. 2001;2(5):285–90.

14. Koo J. Psychodermatology: a practical manual for clinicians. Curr Probl Dermatol. 1995;7(6):204–32.

15. Koblenzer CS. Psychocutaneous disease. 1st ed. Orlando: Grune and Stratton; 1987.

16. Michelson HE. Psychosomatic studies in dermatology: the motivation of self-induced eruptions. Arch Dermatol. 1945;51(4):245–50.

17. Zaidens SH. Self-inflicted dermatoses and their psychodynamics. J Nerv Ment Dis. 1951;113(5):395–404.

18. Heller MM, Koo JYM. Neurotic excoriations, acne excoriee, and factitial dermatitis. In: Heller MM, Koo JYM, editors. Contemporary diagnosis and management in psychodermatology. 1st ed. Newton: Handbooks in Health Care Co; 2011. p. 37–44.

19. Koblenzer CS. Psychiatric syndromes of interest to dermatologists. Int J Dermatol. 1993;32(2):82–8.

20. Jermain DM, Crismon ML. Pharmacotherapy of obsessive-compulsive disorder. Pharmacotherapy. 1990;10(3):175–98.

21. Koblenzer CS. Pharmacology of psychotropic drugs useful in dermatologic practice. Int J Dermatol. 1993;32(3):162–8.

22. Koblenzer CS, Bostrom P. Chronic cutaneous dysesthesia syndrome: a psychotic phenomenon or a depressive symptom? J Am Acad Dermatol. 1994;30(2 Pt 2):370–4.

23. Brewer JD, Meves A, Bostwick JM, Hamacher KL, Pittelkow MR. Cocaine abuse: dermatologic manifestations and therapeutic approaches. J Am Acad Dermatol. 2008;59(3):483–7.

24. Elpern DJ. Cocaine abuse and delusions of parasitosis. Cutis. 1988;42(4):273–4.

25. Bach M, Bach D. Psychiatric and psychometric issues in acne excoriee. Psychother Psychosom. 1993;60(3–4):207–10.

26. Arnold LM, Auchenbach MB, McElroy SL. Psychogenic excoriation. Clinical features, proposed diagnostic criteria, epidemiology and approaches to treatment. CNS Drugs. 2001;15(5):351–9.

27. Shah KN, Fried RG. Factitial dermatoses in children. Curr Opin Pediatr. 2006;18(4):403–9.

28. Arnold LM, McElroy SL, Mutasim DF, Dwight MM, Lamerson CL, Morris EM. Characteristics of 34 adults with psychogenic excoriation. J Clin Psychiatry. 1998;59(10):509–14.

29. Wilhelm S, Keuthen NJ, Deckersbach T, et al. Self-injurious skin picking: clinical characteristics and comorbidity. J Clin Psychiatry.

1999;60(7):454–9.

30. McElroy SL, Phillips KA, Keck Jr PE. Obsessive compulsive spectrum disorder. J Clin Psychiatry. 1994;55(Suppl):33–51. discussion 52–33.

31. Oldham JM, Phillips KA, Skodol AE. Impulsivity and compulsivity. Washington, DC: American Psychiatric Press; 1996.

32. Koo J, Lee CS. Psychocutaneous medicine. New York: Marcel Dekker; 2003.

33. Simeon D, Stein DJ, Gross S, Islam N, Schmeidler J, Hollander E. A double-blind trial of fluoxetine in pathologic skin picking. J Clin Psychiatry. 1997;58(8):341–7.

34. Gupta MA, Guptat AK. The use of antidepressant drugs in dermatology. J Eur Acad Dermatol Venereol. 2001;15(6):512–8.

35. Kalivas J, Kalivas L, Gilman D, Hayden CT. Sertraline in the treatment of neurotic excoriations and related disorders. Arch Dermatol. 1996;132(5):589–90.

36. Kearney CA, Silverman WK. Treatment of an adolescent with obsessive-compulsive disorder by alternating response prevention and cognitive therapy: an empirical analysis. J Behav Ther Exp Psychiatry. 1990;21(1):39–47.

37. Mancebo MC, Eisen JL, Sibrava NJ, Dyck IR, Rasmussen SA. Patient utilization of cognitive-behavioral therapy for OCD. Behav Ther. 2011;42(3):399–412.

38. Alster TS, Kurban AK, Grove GL, Grove MJ, Tan OT. Alteration of argon laser-induced scars by the pulsed dye laser. Lasers Surg Med. 1993;13(3):368–73.

39. Bowes LE, Alster TS. Treatment of facial scarring and ulceration resulting from acne excoriee with 585-nm pulsed dye laser irradiation and cognitive psychotherapy. Dermatol Surg. 2004;30(6):934–8.

40. Shenefelt PD. Biofeedback, cognitive-behavioral methods, and hypnosis in dermatology: is it all in your mind? Dermatol Ther. 2003;16(2):114–22.

41. Ratliff RG, Stein NH. Treatment of neurodermatitis by behavior therapy: a case study. Behav Res Ther. 1968;6(3):397–9.

42. Rosenbaum MS, Ayllon T. The behavioral treatment of neurodermatitis through habit-reversal. Behav Res Ther. 1981;19(4):313–8.

43. Kent A, Drummond LM. Acne excoriee–a case report of treatment using habit reversal. Clin Exp Dermatol. 1989;14(2):163–4.